抗リン脂質抗体症候群合併妊娠の診療ガイドライン

平成27年度日本医療研究開発機構
成育疾患克服等総合研究事業

「抗リン脂質抗体症候群合併妊娠の
治療及び予後に関する研究」研究班 編

南山堂

「抗リン脂質抗体症候群合併妊娠の診療ガイドライン」作成組織

ガイドライン作成委員会

氏名	所属
村島 温子	国立成育医療研究センター 周産期・母性診療センター
齋藤　滋	富山大学大学院医学薬学研究部 産科婦人科学教室
杉浦 真弓	名古屋市立大学大学院医学研究科 産科婦人科学
渥美 達也	北海道大学大学院医学研究科 免疫・代謝内科学分野
山田 秀人	神戸大学大学院医学研究科外科系講座 産科婦人科学分野
和田 芳直	大阪府立母子保健総合医療センター 母性内科
光田 信明	大阪府立母子保健総合医療センター産科
髙橋 尚人	東京大学医学部附属病院 総合周産期母子医療センター
野澤 和久	順天堂大学医学部膠原病内科
森　臨太郎	国立成育医療研究センター研究所 政策科学研究部
小澤 伸晃	国立成育医療研究センター 周産期・母性診療センター妊娠免疫科
出口 雅士	神戸大学医学部附属病院周産母子センター
藤田 太輔	大阪医科大学産婦人科学教室
奥　健志	北海道大学大学院医学研究科 免疫・代謝内科学分野
山本　亮	大阪府立母子保健総合医療センター産科
中山 雅弘	大阪府立母子保健総合医療センター検査科
松岡健太郎	北里研究所病院病理診断科

システマティックレビューチーム

氏名	所属
村島 温子	国立成育医療研究センター 周産期・母性診療センター
森　臨太郎	国立成育医療研究センター研究所 政策科学研究部
大田えりか	聖路加国際大学大学院看護学研究科 国際看護学
Maria Olga Amengual Pliego	北海道大学大学院医学研究科 免疫・代謝内科学分野
藤田 太輔	大阪医科大学産婦人科学教室
野澤 和久	順天堂大学医学部膠原病内科
松木 祐子	順天堂大学医学部膠原病内科
平井 千裕	順天堂大学医学部産婦人科学講座
渡邉 央美	国立成育医療研究センター 妊娠と薬情報センター
後藤美賀子	国立成育医療研究センター 妊娠と薬情報センター
金子佳代子	国立成育医療研究センター 周産期・母性診療センター母性内科

パネリスト

氏名	所属
齋藤　滋	富山大学大学院医学薬学研究部 産科婦人科学教室
山田 秀人	神戸大学大学院医学研究科外科系講座 産科婦人科学分野
杉浦 真弓	名古屋市立大学大学院医学研究科 産科婦人科学
光田 信明	大阪府立母子保健総合医療センター産科
藤田 太輔	大阪医科大学産婦人科学教室
牧野真太郎	順天堂大学医学部産婦人科学講座
平井 千裕	順天堂大学医学部産婦人科学講座
森川　守	北海道大学大学院医学研究科 産科・生殖医学分野
森　臨太郎	国立成育医療研究センター研究所 政策科学研究部
小澤 伸晃	国立成育医療研究センター 周産期・母性診療センター妊娠免疫科

奥　健志	北海道大学大学院医学研究科 免疫・代謝内科学分野	永松　健	東京大学医学部附属病院女性診療科・産科
和田芳直	大阪府立母子保健総合医療センター 母性内科	竹下俊行	日本医科大学産婦人科学教室
野澤和久	順天堂大学医学部膠原病内科	中塚幹也	岡山大学大学院保健学研究科
村島温子	国立成育医療研究センター 周産期・母性診療センター	宮越　敬	慶應義塾大学医学部産婦人科
桑名正隆	日本医科大学大学院医学研究科 アレルギー膠原病内科	岡井隆広	河北総合病院膠原病・リウマチ科
髙橋尚人	東京大学医学部附属病院 総合周産期母子医療センター	和田英夫	三重大学病院血液内科
伊藤裕司	国立成育医療研究センター 周産期・母性診療センター新生児科	名切　裕	順天堂大学医学部附属練馬病院 膠原病・リウマチ内科
吉田幸枝	（患者）	森下英理子	金沢大学医薬保健学総合研究科 保健学類病態検査学
加藤佐知子	国立成育医療研究センター看護部	長谷川　均	愛媛大学大学院医学系研究科 血液・免疫・感染症内科学
拝野貴之	東京慈恵会医科大学産婦人科学講座	中野輝明	雪の聖母会聖マリア病院 リウマチ膠原病内科
髙橋　勉	髙橋レディスクリニック	尾崎吉郎	関西医科大学内科学第一講座
杉　俊隆	杉ウイメンズクリニック	岸本暢将	聖路加国際病院リウマチ膠原病センター
青木耕治	青木産婦人科クリニック	一瀬邦弘	長崎大学病院第一内科
山本勢津子	福田病院	林　朋恵	金沢市立病院血液内科

外部評価委員

山本樹生	春日部市立医療センター／日本大学医学部	松本真理子	（患者）
盛一亨德	国立成育医療研究センター 臨床研究開発センター臨床疫学部	百田佳子	（患者）
綿貫　聡	多摩総合医療センター救急・総合診療センター／リウマチ膠原病科		

ガイドライン作成事務局

村島温子	国立成育医療研究センター 周産期・母性診療センター	後藤美賀子	国立成育医療研究センター 妊娠と薬情報センター
藤田太輔	大阪医科大学産婦人科学教室	金子佳代子	国立成育医療研究センター 周産期・母性診療センター母性内科
小澤伸晃	国立成育医療研究センター 周産期・母性診療センター妊娠免疫科	髙貝マリコ	国立成育医療研究センター 周産期・母性診療センター
関口将軌	国立成育医療研究センター 周産期・母性診療センター産科		

「抗リン脂質抗体症候群合併妊娠の治療及び予後に関する研究」研究班

研究開発代表者
村島 温子	国立成育医療研究センター周産期・母性診療センター主任副センター長

研究開発分担者
齋藤　滋	富山大学大学院医学薬学研究部産科婦人科学教室教授
杉浦 真弓	名古屋市立大学大学院医学研究科産科婦人科学教授
渥美 達也	北海道大学大学院医学研究科免疫・代謝内科学分野教授
山田 秀人	神戸大学大学院医学研究科外科系講座産科婦人科学分野教授
和田 芳直	大阪府立母子保健総合医療センター母性内科主任部長
光田 信明	大阪府立母子保健総合医療センター産科診療局長
髙橋 尚人	東京大学医学部附属病院総合周産期母子医療センター准教授
野澤 和久	順天堂大学医学部膠原病内科准教授
井上 永介	国立成育医療研究センター臨床研究開発センターデータ管理部生物統計室室長

研究開発協力者
中山 雅弘	大阪府立母子保健総合医療センター検査科
森　臨太郎	国立成育医療研究センター研究所政策科学研究部部長
横山 健次	東海大学医学部附属八王子病院血液腫瘍内科教授
松岡 健太郎	北里研究所病院病理診断科医長
藤田 太輔	大阪医科大学産婦人科学教室講師
出口 雅士	神戸大学医学部附属病院周産母子センター講師
奥　健志	北海道大学大学院医学研究科免疫・代謝内科学分野助教
Maria Olga Amengual Pliego	北海道大学大学院医学研究科免疫・代謝内科学分野助教
三木 明徳	北里大学メディカルセンター産婦人科准教授・部長
山本　亮	大阪府立母子保健総合医療センター産科診療主任
平井 千裕	順天堂大学医学部産婦人科学講座助教
大田 えりか	聖路加国際大学大学院看護学研究科国際看護学教授
小澤 伸晃	国立成育医療研究センター周産期・母性診療センター妊娠免疫科医長
関口 将軌	国立成育医療研究センター周産期・母性診療センター産科
松木 祐子	順天堂大学医学部膠原病内科
金子 佳代子	国立成育医療研究センター周産期・母性診療センター母性内科
後藤 美賀子	国立成育医療研究センター妊娠と薬情報センター

事務担当秘書
髙貝 マリコ	国立成育医療研究センター周産期・母性診療センター

序

　本書は平成25〜26年度厚生労働科学研究費補助金（平成27年度日本医療研究開発機構）成育疾患克服等総合研究事業「抗リン脂質抗体症候群合併妊娠の治療及び予後に関する研究」における研究成果の一つとして作成した『抗リン脂質抗体症候群合併妊娠の診療ガイドライン』に加筆修正したものです．

　抗リン脂質抗体症候群（APS）は動・静脈血栓症ならびに習慣流産，妊娠高血圧症候群などの産科合併症を臨床所見とし，抗リン脂質抗体が検出されることにより診断される疾患群です．臨床所見である産科合併症は妊娠初期の習慣流産から中期以降の流死産や，妊娠高血圧症候群を呈するものまで幅広い病態が含まれるうえに，診断に使用される抗体の標準化もできていないため，診断と治療方法が確立しているとは言い難いというのが現状です．このような状況の改善を目的として，産科，内科，小児科などの当該領域の専門家によって編成された本研究班では，APS合併妊娠についてアンケートや多施設症例調査研究を行い，日本における診療の現状を知るとともに課題も明らかにしてきました．その中で，産科的APSの診療指針を作成してほしいとの要望を多くの医師からいただきました．その要望に応えるべく，研究班の成果も含めて現在入手可能なエビデンスをもとに，当該領域に造詣の深い多くの専門家が参加した会議や，患者や医療経済学の専門家も参加したデルファイ法によって，透明性の高いコンセンサス形成を重視しガイドラインを作成しました．そのガイドラインに多くの解説を加え，産科的APSに馴染みの薄い産科医や内科医，若手の医師にも使いやすいようにまとめたのが本書です．

　本書は現時点での標準的な考え方を示すものであり，臨床現場での医師の裁量権を規制するものではありません．実際の臨床現場では，それぞれの病態や社会的背景を考慮しながら，患者さんの意向も含めて最善の診療方針が決められるものと考えますので，その際にご活用いただければ幸いです．なお，本書には問い合わせ先一覧（p.viii参照）を掲載しています．診療方針で迷われる症例がございましたら，お問い合わせください．今後，新たなエビデンスを取り入れた見直しが必要となります．利用者の視点に立った改訂を目指していきますので，ご意見やご提案を含めて相互方向の情報交換ができることを願っています．

　最後に，ご多忙のなか，ガイドラインの作成および本書の発刊にあたり，ご執筆などでご尽力くださいました方々，ガイドライン作成事務局として当初より多大なサポートをしてくれた髙貝マリコ，後藤美賀子両氏に，この場を借りてお礼申し上げます．また，本書の発刊を快く引き受けていただき，書籍として立派なものにしてくださった南山堂編集部の方々にも深謝いたします．

　2016年7月

国立研究開発法人国立成育医療研究センター
周産期・母性診療センター
村 島 温 子

目 次

問い合わせ先一覧　viii

略語一覧　ix

用語解説　ix

第1章　本ガイドライン作成の過程と活用方法

❶ ガイドライン作成の過程 2

❷ 抗リン脂質抗体症候群の概要と本ガイドラインの使い方 6

第2章　抗リン脂質抗体症候群合併妊娠の診療ガイドライン

CQ1　どのような状況において抗リン脂質抗体（aPL）を測定するのか？ 12

　　　●aPL検査についてのQ＆A　18

CQ2　産科的APSのリスクの評価方法は？ 20

CQ3　産科的APSのリスクにあった治療方法は？ 24

CQ4　産科的APS母体の産後のフォローはどうするか？ 32

CQ5　APS母体から出生した児に対する特別な治療は必要か？ 36

CQ6　APSの臨床所見がない抗リン脂質抗体陽性者における治療方針は？ 40

　CQ6-1　APSの臨床所見がない抗リン脂質抗体陽性例（全身性エリテマトーデスを
　　　　　　有しない場合）の治療方針は？ 40

　CQ6-2　APSの臨床所見がない抗リン脂質抗体陽性例（全身性エリテマトーデスを
　　　　　　有する場合）の治療方針は？ 42

CQ7　原因不明の不育症に対する抗血小板療法・抗凝固療法の考え方は？ 45

第3章　実際の臨床で役立つ知識 ―より深く理解するために―

❶ 日常診療のための抗リン脂質抗体検査 50

❷ 抗リン脂質抗体症候群合併妊娠の実際の管理とピットフォール 56

　産科医が経験する実臨床―主に若手医師へ伝えたいこと―　56

　内科（母性内科）医が経験する実臨床―主に若手医師へ伝えたいこと―　62

❸ 抗リン脂質抗体陽性不育症患者における低用量アスピリン療法，低用量
アスピリン＋ヘパリン療法，ならびにTender loving careの有効性 65

❹ 産科的抗リン脂質抗体症候群の問題点と解決方法 67

❺ 抗リン脂質抗体症候群における胎盤病理診断 71

問い合わせ先一覧

APS合併妊娠について質問がございましたら，以下にご相談ください．

施設名	担当者*	電話番号
国立成育医療研究センター 　　周産期・母性診療センター	村島 温子 小澤 伸晃	03-3416-0181（代表）
北海道大学大学院医学研究科 　　免疫・代謝内科学分野	渥美 達也 奥　 健志	011-716-1161（代表）
順天堂大学医学部 　　膠原病内科/産科	野澤 和久 平井 千裕	03-3813-3111（代表）
富山大学大学院医学薬学研究部 　　産科婦人科学教室	齋藤　 滋	076-434-2281（代表）
名古屋市立大学大学院医学研究科 　　産科婦人科学	杉浦 真弓	052-851-5511（代表）
大阪府立母子保健総合医療センター 　　母性内科/産科	和田 芳直 光田 信明	0725-56-1220（代表）
大阪医科大学 　　産婦人科学教室	藤田 太輔	072-683-1221（代表）
神戸大学大学院医学研究科 　　外科系講座産科婦人科学分野	山田 秀人 出口 雅士	078-382-5111（代表）

＊平成28年3月現在の担当者名となります．

略語一覧

aCL	anticardiolipin antibody	抗カルジオリピン抗体
aCL-β_2GPI	β_2GPI-dependent anticardiolipin antibody	β_2グリコプロテインI依存性抗カルジオリピン抗体
aPL	antiphospholipid antibody	抗リン脂質抗体
aPS/PT	phosphatidylserine-dependent antiprothrombin antibody	ホスファチジルセリン依存性抗プロトロンビン抗体
APS	antiphospholipid syndrome	抗リン脂質抗体症候群
CQ	clinical question	クリニカルクエスチョン
CTG	cardiotocogram	胎児心拍数陣痛図
DVT	deep vein thrombosis	深部静脈血栓症
FGR	fetal growth restriction	胎児発育不全
IVIg	intravenous immune globulin	大量免疫グロブリン療法
LA	lupus anticoagulant	ループスアンチコアグラント
LDA	low dose aspirin	低用量アスピリン
LMWH	low molecular weight heparin	低分子ヘパリン
PIH	pregnancy induced hypertension	妊娠高血圧症候群
RCT	randomized controlled trial	ランダム化比較試験
UFH	unfractionated heparin	未分画ヘパリン
VTE	venous thromboembolism	静脈血栓塞栓症

用語解説

不育症	流死産や早期新生児死亡を繰り返して生児を得られない場合
習慣流産	連続3回以上の自然流産
反復流産	連続2回の自然流産
生化学的妊娠（化学流産）	超音波検査で妊娠が確認できる前の流産
HELLP症候群	妊産褥婦で溶血，肝酵素上昇，血小板減少などを主徴とする疾患
生物学的偽陽性	梅毒検査にはカルジオリピンを抗原とする方法と梅毒トレポネマを抗原とする方法があり，前者（主にRPR法を用いる）は陽性であるが，後者（主にTPHA法を用いる）が陰性で，梅毒感染は否定される場合
システマティックレビュー	クリニカルクエスチョンに対して，研究を網羅的に調査し，バイアスを評価しながら分析・統合を行うこと
デルファイ法	集団の意見や知見を集約し，総意形成を行う手法の一つ．設問についての同意度と意見（同意度が低い理由など）をパネリストに回答してもらう．総意形成が得られない場合は，結果と意見を沿えて再度同じテーマについて回答してもらう．この過程を何度か繰り返すことにより，ある程度収束した組織的な見解を得ることを目指す方式． なお，本研究では同意度を1〜9の9段階とし，中央値が7以上となった場合には総意形成ができたと判断した．

第1章

本ガイドライン作成の過程と活用方法

1 ガイドライン作成の過程

本診療ガイドラインがカバーする内容に関する事項

- **タイトル**
  抗リン脂質抗体症候群合併妊娠の診療ガイドライン

- **目的**
  ①抗リン脂質抗体症候群合併妊娠のリスクにあった治療方法を行うことによって母児の予後の改善を図る．
  ②抗リン脂質抗体陰性の不育症や臨床所見のない抗リン脂質抗体陽性者の妊娠において適切な管理方法が選択できるようにすることで，患者の過度の不安や身体的ならびに経済的負担を軽減する．

- **トピック**
  抗リン脂質抗体症候群の妊娠管理（対象疾患は抗リン脂質抗体症候群，不育症，抗リン脂質抗体陽性症例）

- **想定される利用者・利用施設**
  利用施設：周産期医療施設，不育・不妊クリニック，膠原病専門医，血液専門医，血管外科専門医がいる医療施設
  利用者：上記医療施設の医療従事者

- **既存のガイドラインとの関係**
  諸外国のガイドラインでは，抗リン脂質抗体症候群（APS）合併妊娠の標準的な治療方針については示されている．しかし，臨床現場で遭遇するAPS合併妊娠は妊娠初期の習慣流産，すなわち不育症から中期以降の流死産や妊娠高血圧症候群を呈するものまで幅の広い病態が含まれるために，必ずしも適応できない症例がある．また，諸外国で標準的治療に用いられる薬剤がわが国では使用できないことや，診断に使用される抗体は国内外の標準化ができていないことなどより，諸外国のガイドラインをそのまま適応することは難しい．

- **重要臨床課題**
  ①抗リン脂質抗体を測定する状況を検討する．

②産科的APSのリスク評価の方法を検討する．
③APS合併妊娠のリスクに合った治療方法を検討する．
④APS母体の産後のフォローについて検討する．
⑤APS母体から出生した児の管理について検討する．
⑥臨床所見のない抗リン脂質抗体陽性者の妊娠管理方法を検討する．
⑦原因不明の不育症に対する薬物治療について検討する．

● ガイドラインがカバーする範囲

わが国におけるAPS合併妊娠，臨床所見を有しない抗リン脂質抗体陽性者の妊娠，原因不明の不育症患者の妊娠，またこれらの患者の妊娠前後の管理と出生した児の管理．

システマティックレビューに関する事項

● 実施スケジュール

2015年2月：それまでの2年間の研究成果をもとにCQ候補を挙げた．
2015年4月：産婦人科系班員を中心とした小会議にてCQを整理した．
2015年5月：血栓止血学会の専門家を中心とした小会議にて抗リン脂質抗体測定方法，特にカットオフの設定が可能かどうか議論し，CQ1を修正した．
2015年6月：第1回班会議にて，CQを確定し，作成者を決定した．システマティックレビューチームを結成した．
2015年6〜7月：PICOを作成した．
2015年9〜10月：エビデンス総体の評価を行い，構造化抄録を作成した．

● エビデンスの検索

それぞれのCQにおいてキーワードを抽出し，Cochrane Library，EMBASE，MEDLINEなど主要な医療系データベースを検索した（最終検索日2015年7月19日，CQ6-1のみ最終検索日は2014年2月28日）．検索により見つけられた研究論文はタイトルと抄録から一次スクリーニングにかけられ，取り寄せられるべき論文が決定された．取り寄せられた論文は臨床疫学に関して一定のトレーニングを受けた医師が批判的吟味を行い，表1-1に従って根拠の確かさを決めた．

● 文献の検索規準，除外基準

複数の論文が存在する場合にはシステマティックレビュー，RCTを優先した．採用条件を満たすRCTがない場合には観察研究を採用した．

● エビデンスの評価と統合の方法

表1-1に示したように研究をデザインと質でクラス分けし，根拠の確かさとして，

表1-1 根拠の確かさ

●研究のクラス分け

研究デザインと質	質が高く，そのまま利用可能な研究	利用可能だが，注意が必要な研究	質やその他の理由で利用不能な研究
ランダム化比較試験あるいはランダム化比較試験のシステマティックレビュー	1++	1+	1−
非ランダム化比較試験あるいはそれ以外の比較観察研究	2++	2+	2−
症例集積研究・症例報告あるいは学会などからの専門家意見	3++	3+	3−

●根拠の確かさ

研究のクラス分け	根拠の確かさ
1++	A
1+, 2++, 2+	B
3++, 3+	C

根拠になる情報の確かさ・強さを示すものであり重要度を示すものではない．

A, B, Cの3段階に評価した．質的な統合を行ったのみで，量的な統合は実施しなかった．

推奨形成から最終化，公開までに関する事項

●推奨作成の基本方針

各CQに対する推奨文作成者は科学的根拠のまとめを前提として，患者の視点ならびに医療経済学的な視点をふまえ，現在日本で考えられる最適な診療方法を推奨とし，それに至った経緯を示した．推奨ならびにその解説は，本研究班の研究分担者と研究協力者，初年度の全国アンケート調査において当該症例を多く診療していると答えた医師，社会医学系研究者（医療経済学的），助産師，患者をパネリストとし，デルファイ法を用いて総意形成を行った．総意形成ができなかった場合には，前回の結果をふまえて再投票し，これを繰り返して意見を集約した．

●最終化

出版前のパブリックコメントを以下の学会員から受け付けることで，幅広い意見を収集し，公平を期した．

募集先：日本産科婦人科学会，日本周産期・新生児医学会，日本生殖医学会，日本生殖免疫学会，日本妊娠高血圧学会，日本リウマチ学会，日本小児リウマチ学会，日本血栓止血学会，日本母性内科学会

●外部評価の具体的方法

外部評価委員，Mindsによる評価を受けた後に改訂を行い，最終化する．

●利益相反

　ガイドライン作成委員会委員の自己申告により，企業や営利を目的とする団体との利益相反状態について確認した．申告期間は平成25年4月1日より3年間で，申告対象は次のとおりである．

- 委員および委員の配偶者，一親等内の親族または収入・財産を共有する者と，関連する企業や営利を目的とする団体との利益相反状態
- 役員・顧問職（年間100万円以上），株（年間の利益が100万円以上または当該株式の5％以上保有），特許使用料（年間100万円以上），講演料など（年間50万円以上），原稿料（年間50万円以上），研究費など（1つの医学研究に対して年間200万円以上，奨学寄附金は1つの企業などから年間200万円以上），企業などが提供する寄付講座（企業などからの寄付講座に所属している場合），その他の報酬（年間5万円以上）

　確認した結果，申告された企業は次のとおりである．
　アステラス製薬株式会社，エーザイ株式会社，武田薬品工業株式会社，田辺三菱製薬株式会社，中外製薬株式会社，ブリストル・マイヤーズ スクイブ株式会社，ヤンセンファーマ株式会社

●資　金

　本ガイドライン作成に要した資金は，国立研究開発法人日本医療研究開発機構（AMED），成育疾患克服等総合研究事業の研究費による．

抗リン脂質抗体症候群の概要と本ガイドラインの使い方

抗リン脂質抗体症候群の概要

1. 抗リン脂質抗体症候群とは

　抗リン脂質抗体症候群（APS）は，動・静脈血栓症ならびに習慣流産，妊娠高血圧症候群などの産科合併症を主要な臨床所見とし，抗リン脂質抗体（aPL）が検出されることにより診断される疾患群である．抗リン脂質抗体のもとをたどると，全身性エリテマトーデス（SLE）患者における梅毒反応偽陽性（ワッセルマン反応陽性，TPHA陰性）症例につき当たる．その後，ワッセルマン反応に用いられる抗原がリン脂質であることが明らかにされ，カルジオリピンと名付けられた．すなわち，SLE患者にみられたワッセルマン反応陽性は抗カルジオリピン抗体を検出していたことになる[1]．一方，1952年には凝固因子の欠損がないにもかかわらず，抗凝固因子活性を認める2例のSLEが報告された[2]．この凝固因子活性が血栓症と関連すること，リン脂質に対して反応していること，SLEに多く認められることから，ループスアンチコアグラント（LA）と名付けられた[3]．その後，このような症例でカルジオリピンを抗原とした抗体がELISA法により検出されることが報告される[4]とともに，臨床所見では血栓症のほかに，流死産や妊娠高血圧症候群などの産科合併症と関連があることが明らかになってきた．1987年，新たな疾患概念として提唱された「抗リン脂質抗体症候群」[5]は，1999年に分類基準（Sapporo criteria）が策定され[6]，2006年の改変[7]を経て現在に至っている．

　APSの約半数はSLEなどの膠原病に合併する二次性APSで，残りの半数は基礎疾患を持たない原発性APSである．日本におけるAPS患者数は原発性，二次性ともに5,000〜10,000人程度と推定されているが，産科的APS，特に不育症を臨床所見とするAPSは600例/年と推測されている．また，原発性，二次性ともに女性が大半を占める[8]．

2. APSの病態と臨床症状

　APSに認められる血栓症の特徴としては，動脈にも静脈にもみられることである．静脈系では深部静脈血栓症が多く，これによる肺塞栓を伴う症例もある．動脈系では脳梗塞，網膜動脈血栓症による黒内障などがある．血栓症以外の病態として，網状皮斑や弁膜症がある．また，検査所見として，血小板減少や低補体血症をしばしば認める．まれながらAPS腎症を伴う症例もあるので，妊娠を考える場合には特に腎機能

や高血圧への留意が必要である．

　産科的APSの病態である流死産を，血栓傾向による「胎盤の梗塞」という機序だけで説明されているレビューを見かけるが，抗リン脂質抗体が血管内皮細胞や絨毛膜細胞を障害することによる胎盤機能不全も重要な病態として考えられている[9]．実際に，APS合併妊娠の標準的治療であり，抗血栓効果のある低用量アスピリン(LDA)とヘパリンで治療しても胎児発育不全(FGR)や妊娠高血圧症候群(PIH)などの合併症を起こし，早期に娩出せざるを得なくなる症例を経験する．

3. APSの診療上の問題点

　APSは血栓症と産科合併症を臨床症状とするため，担当する診療科は多岐にわたる．動脈血栓症で多い脳梗塞や一過性脳虚血性発作の多くは脳神経内科が担当し，静脈血栓症で多い下肢の深部静脈血栓症は血管外科が担当することになる．一方で，半数は膠原病を合併することから当該疾患を最も多く診療しているのは膠原病科であろうが，血液凝固異常という点で血液内科が担当することもあろう．さらに，産科合併症に注目してみると，産科合併症には初期流産から中期流産，妊娠高血圧症候群などさまざまな病態が含まれている．産科領域もサブスペシャリティに分かれている．したがって，不育症の専門クリニックでは初期流産を臨床所見とするAPSを中心に診ているだろうし，周産期専門施設では中期流死産や妊娠高血圧症候群などの臨床所見を呈するAPSを診ているだろう．このようにAPS自体がまれなうえに，担当する診療科が多岐にわたることをみただけでも，一人の医師はもちろんのこと，一つの施設でこの分野に熟達するということがいかに難しいかがわかる．実際，本研究班が初年度に施行した全国アンケート調査においても臨床現場の混乱を実感するとともに，診療指針の作成を望む声を多くいただいた．

本ガイドラインの使い方

　CQ1〜7に対する推奨文を用いて作成したアルゴリズム(図1-1)を解説する．

1. APSの診断

　多様な病態と多様な検査所見を包含し，診断ならびに治療方針が確立できていない現状では，あくまでもAPSの分類基準に則った診断方針がなされるべきである．産科合併症で抗リン脂質抗体(aPL)を測定する対象となるのは，①2回以上連続する原因不明の妊娠10週未満の流産，②原因不明の妊娠10週以降の子宮内胎児死亡，③子癇・重症妊娠高血圧腎症(特に32週未満の早発型)，④胎盤機能不全(胎児発育不全)を認めた場合である．ほかには，血栓症の既往がある場合，梅毒反応生物学的偽陽性の場合，血小板減少を認める場合は測定の対象となる．また，SLEを合併している場合には，SLEの分類基準の中にaPLの項目が含まれているため，当然測定されていることとなる．

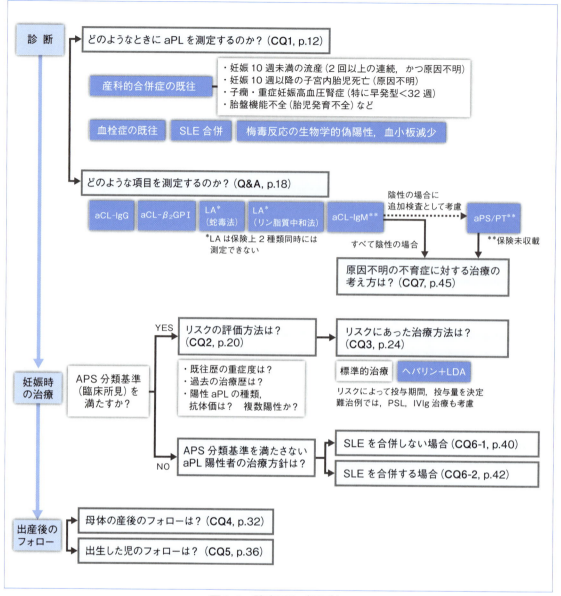

図1-1　診療アルゴリズム

　aPLは分類基準に則って測定する（p.18「aPL検査についてのQ＆A」参照）．検査方法やその解釈についての詳細は，抗リン脂質抗体測定法の国際標準化委員会の委員である渥美達也先生からの寄稿（p.50「日常診療のための抗リン脂質抗体検査」）を参考にしていただきたい．

2. APS合併妊娠のリスクにあった治療方針

　ひとくちにAPS合併妊娠といっても標準的治療（ヘパリン＋低用量アスピリン）への反応性はさまざまである．標準的治療を行っても母児双方によい結果が得られな

い，これをハイリスクと定義してリスクの評価方法を示した（**CQ2**参照）．また，文献ならびに本研究班の症例調査結果を参考にリスクにあった治療方法を記載した（**CQ3**参照）．

3. APSの臨床所見を呈さない抗リン脂質抗体陽性例

　SLEを合併しない場合，APSの臨床所見がない限りaPLを測定することはないはずだが，現実には1回の流産症例などでも測定され，その結果が陽性のため悩む症例にしばしば遭遇する．そのようなときの対応については**CQ6-1**を参照されたい．

　SLEを合併する症例では，産科的ハイリスクの抗体プロフィール（**CQ2**参照）のaPLを保有していることが少なからずある．このような症例において初回妊娠の治療方針を立てるのは非常に難しいと思われる．**CQ6-2**を参照してもなお判断に迷うときは，問い合わせ先一覧（p.viii参照）に掲載された医師に遠慮なくご連絡いただきたい．

4. APSの検査基準を満たさない不育症例

　APSと診断されない不育症，すなわちaPL陰性例ないしは偶発的aPL陽性例（1回のみ抗リン脂質抗体が陽性で，再検査で陰性化する場合）に対する治療の考え方は**CQ7**および別項（p.50）を参照していただきたい．

5. 産後の母児のフォロー

　APSが血栓症のリスクである以上，産後のフォローをどうしたらよいか悩むところである．また，抗リン脂質抗体がIgGクラスであれば，胎盤移行性や児への作用が気になるであろう．これらについては**CQ4**と**CQ5**を参考にしていただきたい．

（村島温子）

文献

1) 橋本博史：抗リン脂質抗体症候．全身性エリテマトーデス 第2版増補，p.288，日本医事新報社，2014．
2) Conley CL, et al.: A hemorrhagic disorder caused by circulating anticoagulant in patients with disseminated lupus erythematosus. J Clin Invest, 31: 621-622, 1952.
3) Feinstein DI, et al.: Acquired inhibitors of blood coagulation. Prog Hemost Thromb, 1: 75-95, 1972.
4) Harris EN, et al.: Anticardiolipin antibodies: detection by radioimmunoassay and association with thrombosis in systemic lupus erythematosus. Lancet, 2: 1211-1214, 1983.
5) Harris EN, et al.: Clinical and serological features of the 'antiphospholipid syndrome'. Br J Rheumatol, 26: 19, 1987.
6) Wilson WA, et al.: International consensus statement on preliminary classification criteria for definite antiphospholipid syndrome: report of an international workshop. Arthritis Rheum, 42: 1309-1311, 1999.
7) Miyakis S, et al.: International consensus statement on an update of the classification criteria for definite antiphospholipid syndrome (APS). J Thromb Haemost, 4: 295-306, 2006.
8) 難病情報センター．Available at: 〈http://www.nanbyou.or.jp/entry/4102〉
9) Tong M, et al.: Antiphospholipid antibodies and the placenta: a systematic review of their in vitro effects and modulation by treatment. Hum Reprod Update, 21: 97-118, 2015.

第2章

抗リン脂質抗体症候群合併妊娠の診療ガイドライン

CQ1 どのような状況において抗リン脂質抗体（aPL）を測定するのか？

推奨

1. 以下のような状況では，aPLを測定することが妥当である．
   - 2回以上の連続した妊娠10週未満の原因不明流産の既往
   - 妊娠10週以降の原因不明子宮内胎児死亡の既往
   - 子癇，重症妊娠高血圧腎症（特に早発型）や胎盤機能不全（胎児発育不全）の既往
   - 血栓症の既往
   - 膠原病（主に全身性エリテマトーデス）合併の場合
   - 妊娠検査で梅毒反応の生物学的偽陽性，あるいは血小板減少を認めた場合
   - 胎盤早期剥離の既往

   根拠の確かさ：C

2. 以下のような状況においては，aPLの測定は推奨されない．
   - 不妊症の場合
   - 臨床症状がなく，抗リン脂質抗体症候群（APS）の家族歴のみを有する場合

   根拠の確かさ：C

3. 以下のような状況においては，aPLの測定に関しては賛否両論ある．
   検査を行う場合は十分なインフォームドコンセントが必要である．
   - 生化学的妊娠（化学流産）を2回以上繰り返す場合
   - 体外受精で反復着床不全の場合

   根拠の確かさ：C

背景

　これまでに産科合併症とaPLとの関連性については数多くの報告があるが，必ずしもEBMが明確に確立しているわけではない．2006年に発表された「抗リン脂質抗体症候群改訂分類基準」[1]（**表2-1**）では，抗リン脂質抗体症候群（APS）の診断には臨床所見と検査所見の両者が陽性であることが必要とされ，臨床所見に含まれる血栓症と産科合併症が定義されているが，各々の産科合併症に対するaPL検査の有用性に関して過去の報告の見解は決して一致してはいない．その原因として，信頼性の高い臨床研究が少なく，研究方法など臨床研究間の格差も大きく，容易に比較検討ができないことが挙げられる[2,3]．そもそもaPLといっても多種多様であり，検査法，カットオフ値の設定や再現性（APS分類基準では，陽性の判断は12週後の再検査が必要と

表 2-1 抗リン脂質抗体症候群改訂分類基準（Sapporo criteria，2006年シドニー改変）

臨床所見
1. 血栓症 　1回以上の動脈，静脈あるいは小血管血栓症 　（血栓症は画像検査や病理検査で確認され，血管炎による閉塞を除く） 2. 妊娠合併症 　a. 1回以上の妊娠10週以降の原因不明子宮内胎児死亡（胎児形態異常なし） 　b. 1回以上の子癇，重症妊娠高血圧腎症や胎盤機能不全*による妊娠34週未満の早産（新生児形態異常なし） 　　*胎盤機能不全には，胎児低酸素症を疑わせる胎児心拍数パターン異常，ドップラー血流速度波形異常，羊水過少，10パーセンタイル未満のlight for gestational age児が含まれる 　c. 3回以上の連続した妊娠10週未満の原因不明流産（子宮形態異常，内分泌異常，染色体異常を除く）
検査基準（12週以上の間隔で2回以上陽性）
1. ループスアンチコアグラント（LA）陽性 2. 抗カルジオリピン抗体（IgG/IgM）が中高力価（40 GPL/MPL 以上，または健常人の99パーセンタイル以上） 3. 抗β_2GPI抗体（IgG/IgM）が陽性（健常人の99パーセンタイル以上）
診　断
臨床所見の1項目以上，かつ検査基準の1項目以上が存在する

　なっている）などさまざまな課題を抱えており，APS分類基準に定義される検査基準の判断を正確に遵守した臨床研究は少ない．一方，臨床所見に関しても，流死産歴では流産回数や連続性，流死産時期，他の流死産原因の検索の有無などに関して臨床研究間の格差は大きく，統一した見解を見いだすことが困難となっている．胎盤機能不全には胎児心拍数パターン異常，ドップラー血流速度波形異常，羊水過少，胎児発育不全（light for gestational age児）が含まれるが，実際には胎児発育不全の有無のみが検討対象となっている．また実際の臨床現場では，APS分類基準には含まれない産科合併症に対してもaPL検査は行われ，APS分類基準に含まれないaPL検査に関しても検索されている．今後は対象となる病態の定義を明確にしたうえで多施設共同研究により十分な症例数を確保し，検査自体は集約化して行い，カットオフ値の設定や反復検査のタイミングなど同一条件で評価していくことが求められている[2,3]．

　今回のCQ1に対する推奨は，本研究班が班員を中心に行ったデルファイ法に基づく見解である．「推奨1」は，aPLを測定することが妥当と判断される状況であり，「推奨2」は，aPLを測定すべきではないと考えられる状況である．「推奨3」はあくまでも研究的検査として行うべき状況であり，過去の研究報告も乏しく，デルファイ法でも結論は導けなかった．検査を行う場合は十分なインフォームドコンセントが必要である．

解説

1. aPLを測定することが妥当と判断される状況

● 2回以上の連続した妊娠10週未満の原因不明流産の既往

　多くの過去の研究報告で，習慣流産とaPLとの関連性が示されており，メタアナリシスでも抗カルジオリピン抗体（aCL）IgGとの関連性が報告されている[2-5]．aPLに

よる流産をきたすメカニズムとしては，血栓傾向によるというよりは補体活性化，絨毛細胞への直接的障害などが想定されている[2,3]．一方で，aPLの習慣流産への関与を否定する報告もないわけではない[2]．

習慣流産の原因は多岐にわたることから，本来であればAPS分類基準にも明記されているように子宮形態異常や甲状腺機能異常など他の習慣流産をきたす要因を除外し，胎児染色体正常の流産を繰り返す習慣流産を対象としてaPLについて検討されるべきである．ただし，一般臨床においては，単純に初期自然流産を3回以上連続して繰り返した症例がaPL検査の対象となることになる．2回流産はAPS分類基準に含まれず，APS検査を行うべきかコンセンサスは得られていないが，不育症検査の適応を2回以上の流産とする意見もあり[6]，デルファイ法の結果からも今回は含めることとした．

また，APS分類基準を満たさないaPLと習慣流産との関与に関する報告も多いが[2,7]，現状ではその意義や有用性は完全に証明されているわけではない[3]．

● 妊娠10週以降の原因不明子宮内胎児死亡の既往

APS分類基準に含まれる，ループスアンチコアグラント（LA），aCL，抗β_2GPI抗体（aβ_2GPI）は，いずれも死産との関連性がメタアナリシスで示されている[8]．特にLAとの相関が示唆される一方で[8,9]，aCLとaβ_2GPI検査を集約して行った多施設共同研究においては両検査の死産への関与が示唆され（特にIgGタイプ），死産の原因検索における有用性が報告されている[10]．

わが国の流死産の定義では妊娠12週以降が後期流産，妊娠22週以降が死産となっているが，子宮内胎児死亡に対するaPL検査の適応は，APS分類基準どおり妊娠10週以降とした．もちろん胎児異常や臍帯因子などの他の死産原因を鑑別することが前提条件である．

● 子癇，重症妊娠高血圧腎症（特に早発型）や胎盤機能不全（胎児発育不全）の既往

子癇や重症妊娠高血圧腎症の定義が臨床研究間で統一されていないことは否めないが，これまでaPLとの関連性に関する研究報告は数多くあり[2-4,8,11-13]，特に重症型において有意な関連性が示され，軽症に対しては否定的な見解もある[12]．わが国でも，妊娠初期のaPL値が妊娠高血圧症候群発症の予知因子となることが報告されている[14]．HELLP症候群とaPLとの関連性も指摘されているが[15]，デルファイ法の結果では妊娠高血圧症候群や胎児発育不全を伴う場合にaPL検査が推奨されたため，冒頭の「推奨」のなかにHELLP症候群単独としては含めなかった．

胎盤機能不全に関しては，前述のごとく専ら胎児発育不全との関連性について報告がなされており，aPL特にLAとの関連性が指摘されている[8,16]．ただし，胎盤機能不全と胎児発育不全は決して同一ではなく，胎児発育不全においても胎児異常などによる他の要因が含まれており，胎盤機能不全とaPLとの関連性を証明すること自体

が困難でもある[2,3]. 今回はこれらの限界を認識したうえで，デルファイ法の結果にも従い，胎児発育不全の既往の際は妊娠高血圧症候群の有無にかかわらずaPL検査を行うことも妥当であるとした．

● 血栓症の既往

血栓症の既往はAPS分類基準の主要な臨床所見であり[1], 妊娠期・産褥期は血栓症発症リスクが高まることから，妊娠管理の面からもaPLは検索されるべきである．

● 膠原病（主に全身性エリテマトーデス）合併の場合

全身性エリテマトーデス（SLE）の分類基準の免疫学的検査としてaPL検査は含まれており[17], 検査されていない場合は確認する必要がある．

● 妊娠検査で梅毒反応の生物学的偽陽性，あるいは血小板減少を認めた場合

梅毒反応の生物学的偽陽性や血小板減少は，現行のAPS分類基準の検査所見には含まれないもののaPLの存在を示唆する所見であり，鑑別のためにaPL検査の検索は妥当である．血小板減少の原因としては，ITPや妊娠性血小板減少症なども考えられるが，診断にはaPLによる影響を否定する必要がある．

● 胎盤早期剝離の既往

デルファイ法の結果に従い，胎盤早期剝離の既往もaPL検査の適応として含めた．胎盤早期剝離の胎盤病理所見で胎盤梗塞との関連を示唆する報告や[18], 胎盤早期剝離をAPSに含めようとする動きもあるが[7], 過去の報告でaPLとの因果関係が証明されているわけではない[8].

2. aPLを測定すべきではないと考えられる状況

● 不妊症の場合

APS分類基準には含まれないものの，一般不妊診療においてaPL検査はしばしば行われている．aPLが絨毛細胞の侵入や子宮内膜の脱落膜化などに関与することも示唆されており，妊娠成立に影響する可能性も否定はできない[2-4,19]. ただし，これまで不妊症への関連性を示す多くの報告は，APS分類基準に含まれない，有用性が明らかでないaPLを測定した結果であることも多く[2,3], 過去のメタアナリシスではaPLの不妊症への関与は否定されている[20,21]. また，aPL陽性者に対する治療の有用性に関しても，まったく証明はされていない[2]. そのため現時点では，デルファイ法の結果も取り入れて不妊症を理由に行うaPL検査は推奨できないとした．

● 臨床症状がなく，抗リン脂質抗体症候群（APS）の家族歴のみを有する場合

これまでに家族性APSの発症など遺伝性を示唆する報告はない．またAPS合併妊婦からの出生児では学習障害など神経発達障害の頻度が高いとする報告もあるが[22],

新生児ループスや血栓症の発症への関連性を示唆する報告は認められない[4, 23, 24]．したがって，現時点で家族性APSに留意する必要性は乏しく，デルファイ法の結果からも家族歴からのaPL検査は推奨できないとした．

3. aPLの測定に関して賛否両論がある状況

●生化学的妊娠（化学流産）を2回以上繰り返す場合，あるいは体外受精で反復着床不全の場合

　APS分類基準の産科的臨床所見に含まれない産科異常のなかにもAPSとの関連性が示唆されている病態があり（non-criteria obstetric antiphospholipid syndrome），2回の初期反復流産，連続でない3回の初期流産，胎盤早期剝離，妊娠後期に発生した子癇，2回以上の体外受精での反復着床不全などが含まれる[7, 25]．このなかで，2回の初期反復流産，胎盤早期剝離，妊娠後期に発生した子癇に関しては，デルファイ法の結果もふまえて今回の検討ではAPS検査の適応とした．一方，2回以上の体外受精での反復着床不全，あるいは反復した生化学的妊娠に対するAPS検査の適応に関しては，前記のようにデルファイ法で総意形成に至るのは不可能であった．生化学的妊娠は，通常の臨床的流産と同様に妊娠予後に影響を及ぼすため，習慣流産の定義に含めようとする意見もあるが[26]，その際にAPS検査をすべきであるか明らかになっているわけではない．したがって「推奨3」では，デルファイ法の各意見を参照して，あくまでも研究的な意味合いとして各々の施設でAPS検査の適応を判断することが妥当であるとした．

📋 モデル症例

症例
37歳，第2子の妊娠を希望され不妊治療を目的に受診した女性．24歳のときに全身性エリテマトーデス（SLE）の診断を受け，プレドニゾロンによる加療を受けている．26歳と28歳のときに，それぞれ妊娠8週と9週で連続した原因不明の自然流産を経験しており，31歳のとき，妊娠29週で妊娠高血圧腎症および胎児発育不全にて早産となっている．

対応例
SLE合併，2回の連続した初期流産歴，妊娠32週未満に発症した妊娠高血圧腎症による早産と胎児発育不全の既往があることより積極的にAPSを疑った．aPL検査を12週間以上あけて2回行い，LA（蛇毒法）1.4（カットオフ値：1.3未満），aCL-IgG 45 IU/mL（カットオフ値：10 IU/mL未満），aCL-β_2GP I ＜1.2 IU/mL（カットオフ値：3.5 IU/mL未満）であったことよりAPSの診断となった．

文献

1) Miyakis S, et al.: International consensus statement on an update of the classification criteria for definite antiphospholipid syndrome (APS). J Thromb Haemost, 4: 295-306, 2006.
2) de Jesus GR, et al.: 14th International Congress on Antiphospholipid Antibodies Task Force report on obstetric antiphospholipid syndrome. Autoimmun Rev, 13: 795-813, 2014.
3) Levy RA, et al.: Antiphospholipid Antibodies and Antiphospholipid Syndrome during Pregnancy: Diagnostic Concepts. Front Immunol, 6: 205, 2015.
4) D'Ippolito S, et al.: Obstetric antiphospholipid syndrome: a recent classification for an old defined disorder. Autoimmun Rev, 13: 901-908, 2014.
5) Opatrny L, et al.: Association between antiphospholipid antibodies and recurrent fetal loss in women without autoimmune disease: a metaanalysis. J Rheumatol, 33: 2214-2221, 2006.
6) Brezina PR, et al.: Classic and cutting-edge strategies for the management of early pregnancy loss. Obstet Gynecol Clin North Am, 41: 1-18, 2014.
7) Arachchillage DR, et al.: Diagnosis and management of non-criteria obstetric antiphospholipid syndrome. Thromb Haemost, 113: 13-19, 2015.
8) Abou-Nassar K, et al.: The association between antiphospholipid antibodies and placenta mediated complications: a systematic review and meta-analysis. Thromb Res, 128: 77-85, 2011.
9) Lockshin MD, et al.: Prediction of adverse pregnancy outcome by the presence of lupus anticoagulant, but not anticardiolipin antibody, in patients with antiphospholipid antibodies. Arthritis Rheum, 64: 2311-2318, 2012.
10) Silver RM, et al.: Antiphospholipid antibodies in stillbirth. Obstet Gynecol, 122: 641-657, 2013.
11) Yamamoto T, et al.: Measurement of antiphospholipid antibody by ELISA using purified β_2 glycoprotein I in preeclampsia. Clin Exp Immunol, 94: 196-200, 1993.
12) do Prado AD, et al.: Association of anticardiolipin antibodies with preeclampsia: a systematic review and meta-analysis. Obstet Gynecol, 116: 1433-1443, 2010.
13) Gibbins KJ, et al.: Pre-eclampsia as a manifestation of antiphospholipid syndrome: assessing the current status. Lupus, 23: 1229-1231, 2014.
14) Yamada H, et al.: Antiphospholipid antibodies increase the risk of pregnancy-induced hypertension and adverse pregnancy outcomes. J Reprod Immunol, 79: 188-195, 2009.
15) Appenzeller S, et al.: HELLP syndrome and its relationship with antiphospholipid syndrome and antiphospholipid antibodies. Semin Arthritis Rheum, 41: 517-523, 2011.
16) Chauleur C, et al.: Observational study of pregnant women with a previous spontaneous abortion before the 10th gestation week with and without antiphospholipid antibodies. J Thromb Haemost, 8: 699-706, 2010.
17) Petri M, et al.: Derivation and validation of the Systemic Lupus International Collaborating Clinics classification criteria for systemic lupus erythematosus. Arthritis Rheum, 64: 2677-2686, 2012.
18) Elsasser DA, et al.; New Jersey-Placental Abruption Study Investigators: Diagnosis of placental abruption: relationship between clinical and histopathological findings. Eur J Obstet Gynecol Reprod Biol, 148: 125-130, 2010.
19) Sauer R, et al.: Prevalence of antiphospholipid antibodies among women experiencing unexplained infertility and recurrent implantation failure. Fertil Steril, 93: 2441-2443, 2010.
20) Hornstein MD, et al.: Antiphospholipid antibodies and in vitro fertilization success: a meta-analysis. Fertil Steril, 73: 330-333, 2000.
21) Chighizola CB, et al.: Antiphospholipid antibodies and infertility. Lupus, 23: 1232-1238, 2014.
22) Nacinovich R, et al.: Neuropsychological development of children born to patients with antiphospholipid syndrome. Arthritis Rheum, 59: 345-351, 2008.
23) Motta M, et al.: Anticardiolipin and anti-beta2 glycoprotein I antibodies in infants born to mothers with antiphospholipid antibody-positive autoimmune disease: a follow-up study. Am J Perinatol, 23: 247-251, 2006.
24) Mekinian A, et al.: European registry of babies born to mothers with antiphospholipid syndrome. Ann Rheum Dis, 72: 217-222, 2013.
25) Alijotas-Reig J, et al.; EUROAPS Study Group: The European Registry on Obstetric Antiphospholipid Syndrome (EUROAPS): a preliminary first year report. Lupus, 21: 766-768, 2012.
26) Kolte AM, et al.; ESHRE Special Interest Group Early Pregnancy: Non-visualized pregnancy losses are prognostically important for unexplained recurrent miscarriage. Hum Reprod, 29: 931-937, 2014.

aPL検査についてのQ&A

1. APSを疑う際に検査すべき抗リン脂質抗体検査は？

　保険診療で施行可能なaPL検査は，抗カルジオリピン抗体IgG，$β_2$GPI依存性抗カルジオリピン抗体，ループスアンチコアグラント（LA）である．LAの測定方法には蛇毒法とリン脂質中和法があり，診断のためには両者を行う必要がある．保険診療上両者を同時に測定することはできないため，一方を測定して陰性であった場合には，他方を後に追加して行う必要がある．

2. 保険収載されていないが，APSを強く疑う場合に追加すべき検査は？

●抗カルジオリピン抗体IgM

　抗カルジオリピン抗体IgM検査は，現在保険未収載のため施行する場合は自費検査となるが，APS分類基準に含まれる検査であり，臨床上APSを疑う際は測定されるべきである．実際に抗カルジオリピン抗体IgMのみ陽性であるAPS症例も認められる．

●ホスファチジルセリン依存性抗プロトロンビン抗体（aPS/PT）

　ホスファチジルセリン依存性抗プロトロンビン抗体はLAと強い相関性を示す抗体として注目されているが，単独陽性例においても血栓症や産科合併症を合併する場合があることが報告されている[1]．そのため，抗カルジオリピン抗体IgMと同様に保険未収載で自費検査となるが，APSが強く疑われる症例に対しては考慮されるべきである．

3. aPL検査の検査会社のカットオフによるリスク評価は可能か？

　現在わが国において実施可能なaPL検査の一覧を示す（**表2-2**）．各検査会社が提示しているカットオフ値は，必ずしもAPS分類基準に定義されている99パーセンタイル値ではないことに留意すべきである（一部のaPL検査は検査会社による99パーセンタイル値が公表されている）．また，各検査会社で使用する検査機器，標準血清などは異なっており，これまで統一した基準値を設定することが非常に困難であったが，現在，日本血栓止血学会標準化委員会のAPS部会により各aPL検査の標準化と基準値の設定について検討されており，今後公表され普及していくことが期待される．

文献

1) Žigon P, et al.: Anti-Phosphatidylserine/Prothrombin Antibodies Are Associated with Adverse Pregnancy Outcomes. J Immunol Res, 2015: 975704, 2015.

表2-2 aPLの検査一覧

項目名	検査キット名	報告単位	SRL	BML	LSI
LA（蛇毒法）	LAテスト「グラディポア」（MBL）	T1/T2	カットオフ値：1.3以下 99パーセンタイル：同上	——	カットオフ値：1.3以下 99パーセンタイル：同上
	ヒーモスアイエル dRVVT（アイエルジャパン）	Normalized ratio	——	カットオフ値：1.2以下 （設定根拠：＋3SD） 99パーセンタイル：不明	——
LA（リン脂質中和法）	スタクロットLA（ロシュ）	秒差	——	カットオフ値：8未満 （設定根拠：ドイツ人の＋4SD） 99パーセンタイル：6.2	——
	ヒーモスアイエル SCT（アイエルジャパン）	Normalized ratio	カットオフ値：1.16以下 （設定根拠不明） 99パーセンタイル：不明	——	カットオフ値：1.16以下 （設定根拠不明） 99パーセンタイル：不明
抗カルジオリピン抗体（IgG）	MESACUP カルジオリピンテスト（MBL）	U/mL	カットオフ値：10未満 （設定根拠：95パーセンタイル） 99パーセンタイル：10.2	カットオフ値：10未満 （設定根拠：95パーセンタイル） 99パーセンタイル：14	カットオフ値：10未満 （設定根拠：95パーセンタイル） 99パーセンタイル：同上
抗CL-β_2GPI複合体抗体	抗CL・β_2GPIキット「ヤマサ」EIA（ヤマサ醤油）	U/mL	カットオフ値：3.5未満 （設定根拠：＋6SD） 99パーセンタイル：1.8	カットオフ値：3.5未満 （設定根拠：＋6SD） 99パーセンタイル：1.9	カットオフ値：3.5未満 （設定根拠：＋6SD） 99パーセンタイル：1.6

CQ2 産科的APSのリスクの評価方法は？

推奨

確立された産科的APSのリスクの評価方法はない．
しかし，血栓症の既往例，死産歴を有する例，妊娠高血圧症候群の既往例，ループスアンチコアグラント陽性例，aCL-β_2GPI陽性例，抗リン脂質抗体複数陽性例，抗リン脂質抗体高値陽性例，aPTT延長例では死産，胎児発育不全や胎児機能不全，妊娠高血圧症候群により早産を余儀なくされるなど，周産期予後が悪くなるという報告があり，妊娠管理に際してはこれらを参考として総合的に判断する．

根拠の確かさ：C

背景

APS症例では低用量アスピリン（LDA）とヘパリンの併用療法で良好な生児獲得率が得られるとされるが，予後不良例も一部に含まれる．内科的にはAPS患者における血栓症のリスクについては，それぞれの抗リン脂質抗体（aPL）価などをもとに評価する方法（Antiphospholipidスコア[1]など）が提唱されてきている．一方，産科領域では妊娠予後不良例を予測する評価方法はなく，本研究班ではAPS合併妊娠を多く管理している国内8施設の69症例を後方視的に調査解析し，妊娠予後不良となるリスク因子について検討した．

科学的根拠

1. 科学的根拠のまとめと詳細

現時点では確立された産科的APSのリスク因子はなく，これまでの報告では，血栓歴[2,3]やいくつかの特定のaPLプロファイル〔aPLの3種陽性[4]やループスアンチコアグラント（LA）陽性[5,6]，aCLまたはaCL-β_2GPIの高値陽性[7,8]〕，そしてSLEの合併[9]などが妊娠合併症の予測因子として報告されている．また，妊娠中の検査では臍帯動脈血流異常[10]や両側子宮動脈の血流異常や低補体（C3, C4）価[11]がAPS合併妊娠での母体・胎児合併症と関連するとされる．

- ●血栓症の既往

2014年のRuffattiらの報告など[12]にもあるように，血栓症既往は周産期リスク要因と考えられる．ただ，本研究班の調査では血栓症既往は早産の原因とはなっていなかった．海外ではAPSの治療として低分子ヘパリン（LMWH）が用いられるが，わが

国では未分画ヘパリン（UFH）が広く用いられているため，血栓症既往例にはより多量のUFHが用いられる傾向があり，それが結果に影響した可能性は否定できない．

●妊娠歴

本研究班での症例調査では，2回以上の妊娠10週以降の流死産既往では，34週未満早産のリスクが高かった（$P<0.001$）．

APSではHELLP症候群[13]や胎児発育不全（FGR）の頻度が正常妊婦より多い[14]とされる．したがって，過去にPIH（特に早発・重症型やHELLP症候群），FGRないし死産の既往歴がある例では，より注意をして妊娠管理を行う必要がある．

●抗リン脂質抗体の陽性項目

本研究班での症例調査では，多変量解析でLA（蛇毒法）陽性（$P<0.05$, OR 12.7, 95% CI 1.16-129），aCL-β_2GPI陽性（$P<0.05$, OR 9.91, 95% CI 1.27-79.0）が独立した34週未満早産のリスク因子であった．さらに，aCL-β_2GPI陽性は血小板減少のリスク因子であった（$P<0.001$）．単変量解析ではaPL複数陽性〔LA（蛇毒法または中和法），aCL-β_2GPI, aCL（IgGまたはIgM）〕は，34週未満早産および血小板減少との関連が認められた．また，aPTT正常例では27例中0例がlight for gestational age児であったのに対し，aPTT延長例では24例中7例がlight for gestational age児であった．単変量解析でlight for gestational age児との関連が認められたため，aPTT延長例では児発育に注意を要する．

過去の報告でもLA陽性（蛇毒法以外の推奨される各種LA検査法を含む．以降同じ[5,6,15,16]），およびaPL複数陽性[5,6]は妊娠高血圧症候群，早産や低出生体重などの妊娠予後不良と関連すると報告されており，LA陽性やaPL複数陽性は周産期リスク要因であると判断される．また，血栓既往があり，aPLが3種類（aCL-IgG/M, aβ_2GPI-IgG/M, LA）全て陽性例はLDA＋ヘパリンよりLDA＋ヘパリンに免疫グロブリン（IVIg）またはプレドニゾロン（PSL）を加えた治療によって有意に生児獲得率が上がるとする最近の報告[12]もあり，aPL複数陽性は周産期リスク要因であるとの考え方を支持するデータと考えられる．

aPTT延長はAPSを疑う一つの所見と考えられる．本研究班の症例解析結果から，APSと診断された症例では，aPTTが正常の症例より，aPTT延長例の妊娠予後は不良であった．今後のさらなる検討が必要であるが，aPTT延長は注意すべき所見である．

●aPL抗体価

抗体価とリスクについても文献的報告があり，aPL抗体価が著明高値の場合にも産科異常の発症リスクが高い[7,8]と考えられている．ただ，「著明高値」の定義に現時点ではコンセンサスはない（Simchenらは正常上限値の4倍を著明高値としている[7]）．

● 補体価

SLE合併妊娠の活動性評価に用いられることが多い．本研究班の症例解析の結果，多変量解析で低補体血症（C3，C4，CH50のいずれかが基準値を下回る）は，PIHの独立したリスク因子であることが判明した（$P<0.05$, OR 10.8, 95% CI 1.18-99.4）．過去の報告でも低補体（C3，C4）価[11]がAPS合併妊娠での母体・胎児合併症と関連するとされており，APS合併妊娠経過中の低補体血症は注意を要する所見である．

2. 科学的根拠から推奨へ

質の高いRCTによって明らかとなった，産科的APSのリスク因子はまだない．したがって，現時点では産科的APSリスクに対する確立された評価方法はない．ただし，これまでの文献報告と本研究班での症例の解析結果から，以下8項目の既往歴および検査所見に注意を払うことは，臨床上有用であると考えられる．

・血栓症の既往	・aCL-β_2GPI陽性
・死産の既往	・aPL複数陽性
・PIHの既往	・aPL高値陽性
・LA陽性	・aPTT延長

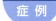
モデル症例

症例　32歳，習慣流産に対する加療を目的に受診した女性．28歳，29歳，31歳でそれぞれ7週，8週，6週の3回連続した原因不明の流産歴がある．前医でaPL検査を施行され，LA（蛇毒法）1.2，**aCL-IgG 25 IU/mL**，aCL-β_2GPI＜1.2 IU/mL（12週以上あけて再検し同様の結果）であった．

対応例　APSに伴う習慣流産例である．**血栓症既往がなく，LA陰性，LAを含まないaPLもaCL-IgG陽性中等度力価のみ**であることから，リスクは中等度と考えられた．次回妊娠時は，LDAを妊娠前または妊娠初期から投与するとともに，妊娠後早期より予防量のUFHを投与する方針とした．

文献

1) Otomo K, et al.: Efficacy of antiphospholipid score for the diagnosis of antiphospholipid syndrome and its predictive value for thrombotic events. Arthritis Rheum, 64: 504-512, 2012.
2) Ruffatti A, et al.: Antibody profile and clinical course in primary antiphospholipid syndrome with pregnancy morbidity. Thromb Haemost, 96: 337-341, 2006.
3) Fischer-Betz R, et al.: Pregnancy outcome in patients with antiphospholipid syndrome after cerebral ischaemic events: an observational study. Lupus, 21: 1183-1189, 2012.
4) Ruffatti A, et al.: Laboratory classification categories and pregnancy outcome in patients with primary antiphospholipid syndrome prescribed antithrombotic therapy. Thromb Res, 123: 482-487, 2009.

5) Lockshin MD, et al.: Prediction of adverse pregnancy outcome by the presence of lupus anticoagulant, but not anticardiolipin antibody, in patients with antiphospholipid antibodies. Arthritis Rheum, 64: 2311-2318, 2012.
6) Yamada H, et al.: Antiphospholipid antibodies increase the risk of pregnancy-induced hypertension and adverse pregnancy outcomes. J Reprod Immunol, 79: 188-195, 2009.
7) Simchen MJ, et al.: High positive antibody titers and adverse pregnancy outcome in women with antiphospholipid syndrome. Acta Obstet Gynecol Scand, 90: 1428-1433, 2011.
8) Yamada H, et al.: Anticardiolipin beta2-glycoprotein I antibody: is a high titer related to unfavorable pregnancy outcome? Semin Thromb Hemost, 29: 639-643, 2003.
9) Danowski A, et al.: Determinants of risk for venous and arterial thrombosis in primary antiphospholipid syndrome and in antiphospholipid syndrome with systemic lupus erythematosus. J Rheumatol, 36: 1195-1199, 2009.
10) Carmona F, et al.: Risk factors associated with fetal losses in treated antiphospholipid syndrome pregnancies: a multivariate analysis. Am J Reprod Immunol, 46: 274-279, 2001.
11) De Carolis S, et al.: Predictors of pregnancy outcome in antiphospholipid syndrome: a review. Clin Rev Allergy Immunol, 38: 116-124, 2010.
12) Ruffatti A, et al.: Treatment strategies and pregnancy outcomes in antiphospholipid syndrome patients with thrombosis and triple antiphospholipid positivity. A European multicenter retrospective study. Thromb Haemost, 112: 727-735, 2014.
13) Pauzner R, et al.: Hepatic infarctions during pregnancy are associated with the antiphospholipid syndrome and in addition with complete or incomplete HELLP syndrome. J Thromb Haemost, 1: 1758-1763, 2003.
14) Committee on Practice Bulletins — Obstetrics, American College of Obstetricians and Gynecologists: Practice Bulletin No. 132: Antiphospholipid syndrome. Obstet Gynecol, 120: 1514-1521, 2012.
15) Matsuki Y, et al.: Clinical features and pregnancy outcome in antiphospholipid syndrome patients with history of severe pregnancy complications. Mod Rheumatol, 25: 215-218, 2015.
16) Kitaori T, et al.: Determination of clinically significant tests for antiphospholipid antibodies and cutoff levels for obstetric antiphospholipid syndrome. Lupus, 24: 1505-1519, 2015.

CQ3 産科的APSのリスクにあった治療方法は？

推奨

1. APS合併妊娠の基本的治療法は，妊娠初期からの低用量アスピリン＋未分画ヘパリン療法である．

   根拠の確かさ：A

2. ハイリスクと判断される例や，基本的治療を行っても生児が得られなかった例では，基本的治療に加えて免疫グロブリンやプレドニゾロンの追加を臨床研究として行うことを考慮する．

   根拠の確かさ：B

背景

諸外国のガイドライン（ACOGやRCOG，ACCP）では，APS合併妊娠に対する基本的治療は低用量アスピリン（LDA）＋未分画ヘパリン（UFH）または低分子ヘパリン（LMWH）とされている．

わが国ではAPS合併妊娠に対して実際にどのような治療が行われて，どの程度の治療成績が得られているかについての全国的な調査はこれまでなく，本研究班ではAPS合併妊娠を多く管理している国内8施設の症例を後方視的に調査し解析した．症例調査ではAPS合併妊娠69人，81妊娠が登録され，そのうち66妊娠に対してLDA＋UFHの抗血小板・抗凝固療法が基本的治療として行われ，89.4%の生児獲得率が得られていた．

この症例調査の多変量解析の結果，LDA＋UFHの治療はAPS合併妊娠が流死産となるリスクを下げ（$P<0.05$, OR 0.12, 95% CI 0.02-0.70），一方，LDA＋UFH治療による流死産既往有は，再度のLDA＋UFH治療で流死産リスクが上がる（$P<0.05$, OR 8.46, 95% CI 1.47-48.6）独立因子であることがわかった．また，妊娠前からのLDA投与は34週未満早産のリスクを下げる独立因子（$P<0.01$, OR 0.02, 95% CI 0.00-0.30）であった．これらの結果より，日本人のAPS合併妊娠に対しても，海外のエビデンスに則った治療は有効であると考えられる．

現時点の基本的治療について，また基本的治療では生児を獲得できない症例にどのような治療選択があるかについて，科学的根拠に基づいた文献検索およびシステマティックレビューを行った．

科学的根拠

1. 科学的根拠のまとめと詳細

CQ3に該当するコクランレビューは1つあり[1]，抗リン脂質抗体（aPL）あるいはループスアンチコアグラント（LA）陽性の女性における反復流産予防に関して，全部で13のRCTが採用されている．849人が対象となった．

LDA単剤，LDA＋UFHの比較についての2つの試験（$n = 140$）において，LDA単剤群に比しLDA＋UFH群は，流産率を54％低下させた（RR 0.46, 95％ CI 0.29-0.71）．LDA単剤，LDA＋LMWHの比較について1試験（$n = 98$）で，流産率において両群に差を認めなかった（RR 0.78, 95％ CI 0.39-1.57）．LDA＋UFHにおいて，1試験（$n = 50$）でUFHの高用量と低用量の効果を比較検討したが，流産率において両群に差を認めなかった（RR 0.83, 95％ CI 0.29-2.38）．LDA単剤投与の効果について，3試験（$n = 135$のうち解析対象は71人）で検討した結果，プラセボ群とLDA単剤投与群の流産率に差を認めなかった（RR 1.05, 95％ CI 0.66-1.68）．プレドニゾロン（PSL）＋LDAについて検討した3つの試験（$n = 286$, 解析対象142人）では，PSL＋LDAは，プラセボ，LDA単剤，LDA＋UFHのいずれとの比較でも，流産率は有意に低下せず，かえって早産や妊娠糖尿病が増加し（RR 3.27, 95％ CI 1.53-6.98），PSL併用の有益性は認めなかった．免疫グロブリン静注療法（IVIg）ないしIVIg＋LDA＋UFHとLDA＋UFH/LMWHを比較した2つの試験（$n = 58$, 解析対象56人）で検討した結果，流産率において両群に差を認めなかった（RR 2.71, 95％ CI 0.86-8.57）．LDA＋PSL，IVIgの比較について1試験（$n = 82$）で，両群に差を認めなかった（RR 0.94, 95％ CI 0.42-2.12）．

コクランレビュー以降2009〜2015年7月までに発表された文献を渉猟して（MEDLINE, EMBASE）250件の文献を抽出し，このうちRCT 5件について構造化抄録を作成した．

● LDA vs. LMWH

LDAとLMWHの効果を比較したRCTは3つ存在した．Alalafは，APS患者で20週未満に2回以上の流産歴のある患者に対して，LDA単剤群61人とLMWH（ベミパリン2,500単位/日）単剤群80人の比較検討を行った[2]．生児獲得率は，LDA単剤群で44/61人（72.13％），LMWH単剤群は69/80人（86.25％）でありLMWH単剤群で有意に生児獲得率が高かった（Mean difference 0.141, 95％ CI of difference 0.08-0.274, $P = 0.045$）．

Laskinらは，2回以上の連続した流産歴のある，抗核抗体陽性，aPL陽性，血栓性素因の有無のうち少なくとも1つが該当する女性を対象に，LDA単剤群とLDA＋LMWH（ダルテパリン）群の比較を行った[3]．研究の対象となったのは88人だった．LDA単剤群には43人，LDA＋LMWH群には45人が割り付けられた．このうちaPL陽性者は，前者で20人，後者で22人だった．生児獲得率はLDA単剤群15/20人（75％），LDA＋LMWHは17/22人（77.3％）と両群とも比較的高い傾向であったが，

サンプルサイズが小さいため，効果の差は解析されていない．Foudaらは，3回以上10週未満での流産歴があるAPS患者60人をLDA＋LMWH（エノキサパリン）20 mg群とLDA＋LMWH40 mg群に割り付けし，生児獲得率の比較を行った[4]．それぞれの生児獲得率は21/30人（70.0％），23/30人（76.7％）であり両群に差を認めなかった（$P = 0.56$）．

● LDA＋LMWH vs. IVIg

Dendrinosらは，10週未満の3回以上の連続する流産歴があるAPS患者において，LDA＋LMWH群40人と，IVIg単剤群40人の比較を行った[5]．IVIgは妊娠診断後すぐに400 mg/kgを1日投与し，28日ごとに妊娠32週まで投与を継続した．生児獲得率はLDA＋LMWH群で29/40（72.5％），IVIg単剤群は15/38（39.5％）であった（$P = 0.003$）．

Intent-to-treat分析でもOR 1.80，95％ CI 1.14-2.84，$P = 0.007$であり，LDA＋LMWH群は，IVIg単剤群に比べて生児獲得率が有意に高かった．

● LDA＋LMWH vs. LDA＋UFH

Foudaらは，3回以上の連続した流産歴のあるAPS患者60人において，LDA＋LMWHとLDA＋UFHの効果を比較検討した[6]．LMWH群ではエノキサパリン40 mgを1日1回，UFH群はヘパリンカルシウム5,000単位を1日2回投与とした．生児獲得率はLDA＋LMWH群で24/30人（80.0％），LDA＋UFH群は20/30人（66.7％）であったが，サンプルサイズが小さく両群に有意な差を認めなかった（$P = 0.243$）．

いずれの試験においても，母児ともに重篤な合併症はみられなかった．また，基本的治療により生児獲得できない産科的APSの症例や，産科的APSのハイリスク症例に対する治療法については，1982～2015年7月までに発表された文献を渉猟して（MEDLINE，EMBASE）1,561件を抽出し，システマティックレビューを行ったが，**CQ2**に前述したとおり産科的APSのリスク因子そのものが確立されていないため，RCTによる質の高い文献および科学的根拠は見いだせなかった．

2. 科学的根拠から推奨へ

以上の科学的根拠より，APS合併妊娠の基本的治療は，世界的にも認められ，研究班の症例調査でもわが国で広く行われ，良好な生児獲得率が得られているLDA＋UFH療法である[1,7-11]．

海外ではUFHの代わりにLMWHも多く用いられているが，わが国では保険収載などの関係からUFHが通常使用されている．LMWHは，パイロットスタディでUFHとの間において効果に大きな差がないと考えられ[6,12,13]，出血・骨粗鬆症といった副作用が軽減し，投与回数も1日1回で済むため，患者のQOL向上に寄与する可能性がある．しかし一方で，LDA＋LMWHとLDA単剤の効果は変わらないとする報告もある[1,3]．推奨治療は，わが国での保険適用なども勘案してLDA＋UFH療法とした．

UFHによる有害事象などのため，例外的にLMWHが妊娠中に用いられることがあ

りうる．この場合，わが国では保険適用外使用になるため投与前に文書による同意を必ず取得する．

● アスピリンの投与

低用量（81〜100 mg/日）を妊娠前ないし妊娠後可及的早期より投与する．なお，研究班の症例解析でLDA＋UFH治療群において，妊娠前からのLDA投与で34週未満早産のリスクが下がった．

解説は次のとおり．海外では妊娠全期間を通して投与が行われていることが多い[10]が，わが国では妊娠28週以降の使用は禁忌となっている．わが国の妊娠と薬データベースの情報をまとめると，LDA投与に関してはほぼ安全であると考えられるが，分娩の1〜2週間前には出血傾向の問題を回避するために中止することが望ましいとされる．LDA使用妊婦の帝王切開の麻酔方針は医療施設ごとで異なることが予想されるため，妊娠後期まで投与を続けた場合の終了時期については各施設の状況によって判断される．LDA投与の終了時期の目安を妊娠28〜36週とするが，28週以降の継続はその必要性を十分に検討したうえで，患者の同意を得て行う．海外では，LDAによる奇形の明らかな増加はないと報告されている[14, 15]．

● ヘパリンの投与

本研究班の症例調査から，わが国でのUFH使用の実態は以下のとおりであった．
- 投与開始は妊娠診断後のできるだけ早い時期
- 血栓歴のない症例に対する予防的用量は，10,000単位（5,000〜12,000単位）/日を2〜3分割して皮下注または持続点滴投与
- 血栓既往や現症のある症例は，治療的用量 12,000〜20,000単位/日を2〜3分割して皮下注または持続点滴投与
- 血栓既往がありワルファリンを内服している症例は，妊娠5週末までに中止しUFHに変更
- 症例調査での最大用量は24,000単位/日

UFHの増量については，限られた症例数での検討ではあるが，現時点では妊娠予後に対する改善効果について否定的な報告がある[1]．ただし，血栓予防・治療の観点からはUFHの増量は有効であると考えられる．

なお，UFH治療に際してはヘパリン起因性血小板減少症（heparin-induced thrombocytopenia；HIT）や出血傾向，肝機能（凝固因子は肝臓で産生，有害事象として肝機能異常）や腎機能（ヘパリンは腎排泄）に注意して，適宜，血算や肝腎機能の検査などを実施する．ヘパリン投与患者の 2.7％ に副作用としてHITが出現したとの報告がある[16]．通常，投与開始5〜14日経ってから血小板減少が始まるとされ，血小板数の50％以上の低下や血栓症状に十分に注意する[17]．

また，妊娠，ヘパリン，ステロイド剤はそれぞれが骨粗鬆症のリスク因子であるため，出産直後の骨塩定量ならびに必要に応じた薬物治療を考慮する．

●ハイリスク例

　CQ2のリスク評価でハイリスクと判断される例や，基本的治療であるLDA＋UFH療法を行っても生児が得られなかった例では，LDA＋UFH療法あるいはLDA＋LMWH療法に加えてIVIgやPSLの追加を考慮してよいと考えられる．しかし，これらの治療はまだ臨床研究として実施されるべきである．Ruffattiらは後方視的研究によりaPLの3種陽性例でIVIg（400 mg/kg/日×5日間を毎月）やPSL（10 mg/日）の追加で生児獲得率が向上することを報告している[18]．ただし，IVIgについては至適投与量・時期がわかっておらず，PSL併用についても，至適投与量・期間についてのエビデンスは少ない．

　ヘパリンの増量については，前述のとおりで増量は血栓予防に有効と考えられるが，妊娠予後を改善するかについてのエビデンスはない．

　PSLについては有効性を示すRCTによるエビデンスはなく，高用量（20〜40 mg/日）PSLでは早産や妊娠糖尿病が増加するとされるが[1]，低用量（10 mg/日）PSLをLDA＋UFH/LMWHと併用することで妊娠予後が改善する可能性を示唆する報告もある[19]．本研究班の症例調査では，続発性のみならず原発性APSに対してもPSLが併用され，続発性APSの94.4%（34/36妊娠）で，原発性APSの22.2%（10/45妊娠）でPSLが併用されていた．

　IVIgについても有効性を示すRCTによるエビデンスは乏しい．1988年にCarrerasらは，LA陽性で9回の流死産歴を持つAPS患者に対してIVIg投与（400 mg/kg/日，妊娠17週に5日間および22週と27週に2日間ずつ）を行い，生児を得た最初の症例を報告した[20]．IVIg単剤の効果については否定的な見解が多いが[1,21]，LDA＋UFH/LMWHにIVIgを併用した場合については有効だとするRCTもあるため，その治療の有効性は定まっていない[1]．LDA＋UFH/LMWHで生児を得られない症例に対してIVIgを行って8人で生児を得るなど，その有効性を示唆する報告[22,23]があり，わが国でもLDA＋UFH/LMWH抵抗性のAPS合併妊娠に対してIVIg（20 g/日×5日間）が有効であった例が報告されている[24,25]．

　他に，血漿交換や免疫吸着療法が妊娠期間の延長に有効だった論文[26]とそれを含むシステマティックレビュー[27]がある．

　産科的APS治療の今後の課題として，基本的治療（LDA＋UFH）を行っても生児を得られない産科的APS患者に対する治療指針の確立が望まれる．例えば，基本的治療とIVIgやPSLの併用療法においては，至適な投与量，時期と期間を決定するための臨床研究試験の展開が必要である．さらには欧州で重症妊娠高血圧症候群治療薬として臨床研究が進んでいるプラバスタチンなど，新たな薬剤の有効性評価が進むことが期待される．

解説

1. 産科的APSの管理指針案（図2-1）

　妊娠初期の反復・習慣流産既往，子宮内胎児死亡（IUFD），FGR，重症PIHの既往

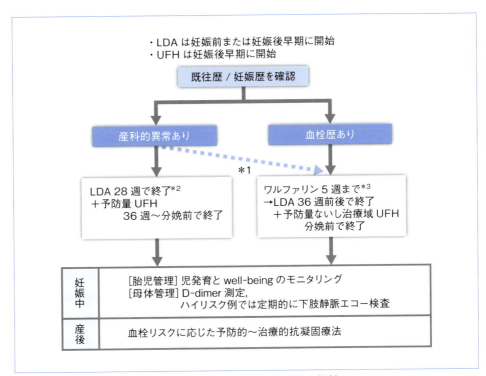

図2-1 産科的APSの管理治療指針

＊1：aPL高値陽性または複数陽性，蛇毒法LA陽性などのハイリスク症例では治療レベルを一段階増強し，UFHも治療域量を考慮する．
＊2：必要があれば患者の同意を得て36週まで投与．
＊3：UFHに切り替えて計画妊娠，または妊娠後可及的早期にUFHに切り替える．

などの産科的異常がある場合には，LDAを妊娠前または妊娠初期より投与するとともに，妊娠後早期より10,000〜12,000単位/日のUFHを併用する．LDAの投与期間は，既往産科異常の内容，重症度や発症時期，各施設の状況によって決められるが，妊娠28〜36週を終了時期の目安とする．ただし，妊娠28週以降の投与については必要性を十分に検討のうえ，患者の同意を得て投与する．UFHの終了時期は，既往産科異常の内容，重症度や発症時期，各施設の状況によって決められるが，妊娠36週または分娩前までの投与を基本とする．産後の抗凝固療法についても考慮する．

血栓症既往（現在は血栓がない）がある場合は，LDAを妊娠前〜妊娠36週前後までとし，妊娠前からの抗凝固療法に加え，血栓リスクに応じて予防量のUFH，ないしaPTT延長効果のある治療量のUFHを分娩前まで用い，産後も抗凝固療法を継続する．RCOGとACCP2012では通常産後6週以上の抗凝固療法を推奨している．妊娠28週以降のLDA投与は，患者の同意を得て行う．UFH投与前からaPTTが延長しているAPS例では，aPTT延長は至適投与量の目安とならない．

血栓症の現症がある場合は最も厳重に治療を行い，LDAの投与を妊娠前から妊娠36週前後までとし，妊娠前からの抗凝固療法に加え，aPTT延長効果のある治療量のUFHを分娩前まで用い，産後も抗凝固療法を継続する．

LA（蛇毒法またはリン脂質中和法）陽性に加えてaCL，aCL-β_2GPIのいずれかが陽

性の場合，ないし，aPL抗体価が著しく高い場合には，産科的異常ないし血栓症発症リスクがより高いと判断し，**図2-1**の「＊1」のように一段階増強した治療法を選択する．

aPL陽性であっても，臨床症状がAPS分類基準を満たさない症例に対する治療の有効性を示すエビデンスはまだない．しかし，APSの臨床症状はないが，SLEでLA陽性の場合，LDA＋UFH治療が容認される．

以下は，妊娠管理上の注意点である．

① 妊娠中は，児発育，BPS（羊水量を含む），CTG，パルスドプラー法で児のwell-beingを確認する．
② UFHの副作用に注意し，適宜血液検査，出血時間の検査を実施する．
③ PIHの発症を念頭に血圧と尿タンパク検査の結果に注意する．
④ 血中D-dimerを含む凝固機能検査を定期的に実施し，D-dimerの異常上昇があればUFH増量・下肢静脈エコー検査を考慮する．
⑤ SLE合併妊娠ではSLE増悪に注意し，新たな臨床症状出現，血液検査（特にCBC），抗dsDNA抗体価や補体価を経時的に評価する．
⑥ 妊娠20〜22週においても子宮動脈血流波形でノッチを認めた場合，厳重な監視を行っていく．
⑦ 血小板減少（報告によっては40〜50％と高頻度で生じるとされる[11]）やHELLP症候群に注意する．血小板減少を認めた際は，病態に応じたUFHの用量調節と特発性血小板減少性紫斑病（ITP）に準じたPSL投与やIVIgによる治療が考慮される．
⑧ 重篤な肝腎機能障害，HELLP症候群ないしcatastrophic APS様症状を呈した場合は，terminationの適応と考える．

モデル症例

症例
33歳，次回妊娠時の治療に関するセカンドオピニオンを目的に受診した女性．27歳のときに**妊娠26週で妊娠高血圧腎症を伴う胎児死亡の既往**がある．31歳のときに**妊娠7週で深部静脈血栓症**を指摘された．APSを疑われaPL検査を施行されたところ，**LA（蛇毒法）1.55，aCL-IgG 320 IU/mL，aCL-β_2GPI 14.6 IU/mL**（12週以上あけて再検しても同様の結果）であった．APSの診断となり，妊娠中の血栓予防目的にUFHによる治療（ヘパリンカルシウム5,000単位×2/日）を施行されたが，妊娠19週で原因不明の子宮内胎児死亡に至った．死産後ワルファリン治療が行われたが，血栓が消失したため数ヵ月で中止している．

対応例
血栓症既往があり，かつLA陽性，複数のaPL陽性でいずれも高力価陽性であることからハイリスク例と判断した．妊娠判明直後からLDA＋UFH療法を開始し，状況に応じてIVIgやPSLの追加も考慮する方針とした．

文 献

1) Empson M, et al.: Prevention of recurrent miscarriage for women with antiphospholipid antibody or lupus anticoagulant. Cochrane Database Syst Rev, CD002859, 2005.
2) Alalaf S: Bemiparin versus low dose aspirin for management of recurrent early pregnancy losses due to antiphospholipd antibody syndrome. Arch Gynecol Obstet, 285: 641-647, 2012.
3) Laskin CA, et al.: Low molecular weight heparin and aspirin for recurrent pregnancy loss: results from the randomized, controlled HepASA Trial. J Rheumatol, 36: 279-287, 2009.
4) Fouda UM, et al.: Efficacy and safety of two doses of low molecular weight heparin (enoxaparin) in pregnant women with a history of recurrent abortion secondary to antiphospholipid syndrome. J Obstet Gynaecol, 30: 842-846, 2010.
5) Dendrinos S, et al.: Low-molecular-weight heparin versus intravenous immunoglobulin for recurrent abortion associated with antiphospholipid antibody syndrome. Int J Gynaecol Obstet, 104: 223-225, 2009.
6) Fouda UM, et al.: Enoxaparin versus unfractionated heparin in the management of recurrent abortion secondary to antiphospholipid syndrome. Int J Gynaecol Obstet, 112: 211-215, 2011.
7) Jauniaux E, et al.: Evidence-based guidelines for the investigation and medical treatment of recurrent miscarriage. Hum Reprod, 21: 2216-2222, 2006.
8) Ziakas PD, et al.: Heparin treatment in antiphospholipid syndrome with recurrent pregnancy loss: a systematic review and meta-analysis. Obstet Gynecol, 115: 1256-1262, 2010.
9) RCOG: Recurrent Miscarriage, Investigation and Treatment of Couples (Green-top Guideline No.17). Available at: 〈https://www.rcog.org.uk/globalassets/documents/guidelines/gtg_17.pdf〉
10) Keeling D, et al.: Guidelines on the investigation and management of antiphospholipid syndrome. Br J Haematol, 157: 47-58, 2012.
11) Committee on Practice Bulletins-Obstetrics, American College of Obstetricians and Gynecologists: Practice Bulletin No. 132: Antiphospholipid syndrome. Obstet Gynecol, 120: 1514-1521, 2012.
12) Stephenson MD, et al.: Treatment of antiphospholipid antibody syndrome (APS) in pregnancy: a randomized pilot trial comparing low molecular weight heparin to unfractionated heparin. J Obstet Gynaecol Can, 26: 729-734, 2004.
13) Noble LS, et al.: Antiphospholipid antibodies associated with recurrent pregnancy loss: prospective, multicenter, controlled pilot study comparing treatment with low-molecular-weight heparin versus unfractionated heparin. Fertil Steril, 83: 684-690, 2005.
14) Nørgård B, et al.: Aspirin use during early pregnancy and the risk of congenital abnormalities: a population-based case-control study. Am J Obstet Gynecol, 192: 922-923, 2005.
15) Hernandez RK, et al.; National Birth Defects Prevention Study: Nonsteroidal antiinflammatory drug use among women and the risk of birth defects. Am J Obstet Gynecol, 206: 228.e1-8, 2012.
16) Warkentin TE, et al.: Heparin-induced thrombocytopenia in patients treated with low-molecular-weight heparin or unfractionated heparin. N Engl J Med, 332: 1330-1335, 1995.
17) Warkentin TE, et al.; American College of Chest Physicians: Treatment and prevention of heparin-induced thrombocytopenia: American College of Chest Physicians Evidence-Based Clinical Practice Guidelines (8th Edition). Chest, 133: 340S-380S, 2008.
18) Ruffatti A, et al.: Treatment strategies and pregnancy outcomes in antiphospholipid syndrome patients with thrombosis and triple antiphospholipid positivity. A European multicenter retrospective study. Thromb Haemost, 112: 727-735, 2014.
19) Bramham K, et al.: First-trimester low-dose prednisolone in refractory antiphospholipid antibody-related pregnancy loss. Blood, 117: 6948-6951, 2011.
20) Carreras LD, et al.: Lupus anticoagulant and recurrent fetal loss: successful treatment with gammaglobulin. Lancet, 2: 393-394, 1988.
21) Vaquero E, et al.: Pregnancy outcome in recurrent spontaneous abortion associated with antiphospholipid antibodies: a comparative study of intravenous immunoglobulin versus prednisone plus low-dose aspirin. Am J Reprod Immunol, 45: 174-179, 2001.
22) Triolo G, et al.: IVIG in APS pregnancy. Lupus, 13: 731-735, 2004.
23) Xiao J, et al.: Effect of prednisone, aspirin, low molecular weight heparin and intravenous immunoglobulin on outcome of pregnancy in women with antiphospholipid syndrome. Exp Ther Med, 5: 287-291, 2013.
24) Shimada S, et al.: Intravenous immunoglobulin therapy for aspirin- heparinoid-resistant antiphospholipid syndrome. Reproductive Medicine and Biology, 9: 217-221, 2010.
25) Watanabe N, et al.: Combination therapy with anticoagulants, corticosteroids and intravenous immunoglobulin for women with severe obstetric antiphospholipid syndrome. Clin Exp Rheumatol, 32: 299-300, 2014.
26) El-Haieg DO, et al.: Plasmapheresis and pregnancy outcome in patients with antiphospholipid syndrome. Int J Gynaecol Obstet, 99: 236-241, 2007.
27) Kronbichler A, et al.: Efficacy of plasma exchange and immunoadsorption in systemic lupus erythematosus and antiphospholipid syndrome: A systematic review. Autoimmun Rev, 15: 38-49, 2016.

CQ4 産科的APS母体の産後のフォローはどうするか？

推奨

1. 過去に血栓症を有さない産科的APSの患者の，出産後のフォローアップにおいては，2種類以上の抗リン脂質抗体（ループスアンチコアグラント，IgG型またはIgM型の抗カルジオリピン抗体，IgG型またはIgM型の抗β_2GP I 抗体）が陽性，またはSLEの合併があるならば，抗血小板療法*を考慮する．

根拠の確かさ：C

2. 産科的APS患者（原発性APS患者の場合）であっても，抗核抗体陽性や補体低下などの免疫学的異常がある場合には，将来的にSLEを発症する可能性が一般の発症率より高いので，内科的なフォローアップを行う．

根拠の確かさ：C

*抗血小板療法の薬剤選択および用量，投与期間については，現場の医師の判断にゆだねる．

背景

　血栓症を有さない産科的APS患者を産後にフォローアップする場合，抗血小板療法・抗凝固療法を行うべきか，あるいはSLEの発症を注意深くみていくべきかについてこれまでの報告で一定の見解が得られていない．

　血栓症既往のない抗リン脂質抗体（aPL）陽性のみの患者では血栓症の発症が極めて少ないことから予防投与による効果は実証されておらず，薬剤による一次予防は不要であるといわれている．しかしながら，産科APS患者については言及されていない．

　今回，血栓症既往のない産科的APS患者の産後のフォローアップについて，抗血小板療法・抗凝固療法の必要性およびSLEを発症するリスクにつき，文献検索およびシステマティックレビューを行った．

科学的根拠

1. 科学的根拠のまとめと詳細

● 抗血小板療法・抗凝固療法の必要性

　2015年7月までに発表された文献を渉猟し（MEDLINE，EMBASE，Cochrane Library，CINAHL，Pubmed），初期検索で1,790件の文献を得て，このうちRCT 1件の構造化抄録を作成した．

血栓症を有さない産科的APS患者における抗凝固療法（ワルファリン）の予防投与に関して，Cuadradoらが，aPL陽性のSLE患者および産科的合併症がある患者の血栓症の一次予防として，低用量アスピリン（LDA）単独療法とLDA＋ワルファリン併用療法の有効性を比較した前向き多施設RCTを施行していた．その結果，血栓症発生率は両群間でほとんど差がなく，むしろ出血などの副作用の発現率はLDA＋ワルファリン併用群（PT-INR：1.5）のほうで高かったことが報告されている[1]．

● SLEの発症について

2015年7月までに発表された文献を渉猟し（MEDLINE, EMBASE, Cochrane Library, CINAHL, Pubmed），初期検索で1,644件の文献が抽出されたが，**CQ4**に該当するRCTは得られなかった．

2. 科学的根拠から推奨へ

● 抗血小板療法・抗凝固療法の必要性

Lefevreらは，SLE合併/非合併の産科的APS合併妊娠における血栓症発症率リスクを後ろ向きに検討した．それによると，32例の産科的APS患者において，2種類以上の抗リン脂質抗体（ループスアンチコアグラントおよび抗カルジオリピン抗体，抗β_2GPI抗体のうち2種類以上）を有する場合の血栓症発症率は4.6/100患者・年，SLEを合併した産科的APS合併妊娠の血栓症発症率は10.0/100患者・年であり，健常人におけるそれ（0.1〜0.15/100患者・年）と比較して明らかに高かったことを報告している[2]．

Erkanらは，産科的APS患者の産後の血栓症発症に対する予防的抗血小板療法（低用量アスピリン）の有効性を後ろ向きに検討しており，その結果，アスピリンの予防投与が行われた群では，投与しなかった群と比較して，産後の血栓症発症率が有意に低いことを報告している（1.3/100患者・年 vs. 7.4患者・年）[3]．

これらの報告をふまえると，過去に血栓症を有さない産科的APSの患者の出産後のフォローアップにおいては，2種類以上の抗リン脂質抗体が陽性またはSLEの合併がある場合に抗血小板療法を考慮されるであろう．

● SLEの発症について

APSは，基礎疾患のない原発性（一次性）APSと基礎疾患のある続発性（二次性）APSに分けられる．続発性APSの基礎疾患としては全身性エリテマトーデス（SLE）が最も多く，SLE合併例APS患者では，SLE非合併例APS患者と比較して免疫抑制療法などが必要となる場合があり治療方針が異なってくる可能性があるので，注意深い検索が必要である．

原発性APSがSLE合併続発性APSに移行するかどうかについては，CarboneおよびPuertaによる報告がある．Carbonetらは，流産歴のある原発性APS患者33例を前向きに調べて，フォローアップ期間中に9%の症例がSLEを発症したと報告してい

る[4]．また，Puertaらは，128例の原発性APS患者（産科的APSかどうかは不明）を対象とした後ろ向きコホート研究を行い，観察期間中に8%の患者がSLEを発症し，6%の患者が診断には至らないがSLE類似の疾患を発症したと報告している[5]．さらに，The European Registry on Obstetric Antiphospholipid syndrome（EUROAPS）による多施設共同前向き研究からの報告によると，247例の産科的APS患者が含まれる観察期間中に3%の患者がSLEを発症し，5.77%の患者がSLEまたはSLE類似疾患を発症したという結果であった[6]．これらの結果は，健常人からのSLE発症頻度よりもはるかに高いので，産科的APS患者は将来的にSLEを発症する高リスク群として，特に抗核抗体陽性や低補体血症などの免疫学的異常がある場合には，注意深く経過観察する必要がある．

📋 モデル症例

1. SLEを合併しない場合

症例　40歳，次回妊娠時の治療についてセカンドオピニオンを目的に受診した女性．33歳のときに健康な児を正期産で出産した既往がある．しかしその後，35歳と37歳で原因不明の2回連続した初期流産があったためにAPSを疑われ，aPL検査を施行された．結果，**aCL単独陽性**（aCL-IgG 15 IU/mL，LA陰性，aCL-β_2GPI 陰性；12週間以上あけて再検したが同様の結果）であることが判明している．

対応例　**aCL単独陽性（LAは陰性）**かつ健児出産歴を有していたことから，次回妊娠時のLDA+UFH療法は必ずしも勧められないと考えた．しかし，直近に2回の流産を経験しているために，ご本人の次回妊娠に対する不安は非常に強かった．このため，ご本人の治療に対する強い希望があり，かつ治療のリスクとベネフィットを十分に理解されるのであれば，LDAなどによる治療は必ずしも否定されるものではないとお伝えした．

2. SLEを合併する場合

症例　33歳，挙児希望のため受診した妊娠歴のない女性．26歳のときにSLEの診断を受けプレドニゾロンによる加療を受けている．SLE診断時に施行されたaPL検査で**LA（蛇毒法）2.0，aCL-IgG 50 IU/mL，aCL-β_2GPI 48 IU/mL**（12週間以上あけて再検したが同様の結果）であることが判明した．これまでに明らかな血栓症の既往はない．

対応例　血栓症既往はないものの，**LA陽性に加えてaCL-IgG抗体も高力価陽性**であったことから，APS関連産科合併症を発症するリスクは高いと考えた．ご本人およびパートナーに対して十分なインフォームドコンセントを行ったうえで，妊娠後はLDA+UFH療法を行う方針とした．

文 献

1) Cuadrado MJ, et al.: Low-dose aspirin vs low-dose aspirin plus low-intensity warfarin in thromboprophylaxis: a prospective, multicentre, randomized, open, controlled trial in patients positive for antiphospholipid antibodies (ALIWAPAS). Rheumatology (Oxford), 53: 275-284, 2014.
2) Lefèvre G, et al.: Thrombotic events during long-term follow-up of obstetric antiphospholipid syndrome patients. Lupus, 20: 861-865, 2011.
3) Erkan D, et al.: High thrombosis rate after fetal loss in antiphospholipid syndrome: effective prophylaxis with aspirin. Arthritis Rheum, 44: 1466-1467, 2001.
4) Carbone J, et al.: Immunological abnormalities in primary APS evolving into SLE: 6 years follow-up in women with repeated pregnancy loss. Lupus, 8: 274-278, 1999.
5) Gómez-Puerta JA, et al.: Long-term follow-up in 128 patients with primary antiphospholipid syndrome: do they develop lupus? Medicine (Baltimore), 84: 225-230, 2005.
6) Alijotas-Reig J, et al.; EUROAPS study Group Collaborators: The European Registry on Obstetric Antiphospholipid Syndrome (EUROAPS): A survey of 247 consecutive cases. Autoimmun Rev, 14: 387-395, 2015.

CQ5 APS母体から出生した児に対する特別な治療は必要か？

推奨

APS母体から出生した児に対する治療において，早産児・低出生体重児としての対応以外に，一定の推奨はない．

根拠の確かさ：C

背景

母体血中IgG抗体は胎盤のFcレセプターを介して胎児に移行・蓄積し，新生児を感染から守っていると考えられている．しかし，母体が自己免疫疾患の原因となるIgG抗体を産生すると，その抗体は胎児にも移行し，児に同様の症状を呈することがある．その代表がSLEや特発性血小板減少症である．

APSも自己抗体が原因の自己免疫疾患であることから，同様に胎児・新生児に何らかの症状をきたす可能性が考えられる．母体APSは胎盤機能不全の原因となり，流産，死産，早産の危険因子として過去20年以上にわたり多くの報告がなされてきた．

APS母体から出生した新生児の予後については，早産や低出生体重に伴う合併症から予後不良とされてきたが，移行した抗体が直接児に影響を及ぼすことはないのかなど，必ずしも十分には解明されていない．

科学的根拠

2015年7月までに発表された文献を渉猟し（CINAHL, Cochrane Library, EMBASE）初期検索で77の文献が抽出されたが，**CQ5**に該当する，RCTによる質の高い文献および科学的根拠は見いだせなかった．

解説

ケースレポート，ケースシリーズやレビューなどから以下の検討を行った．

1. APS母体から児への抗体移行

APS母体17例，全身性自己免疫疾患母体21例から出生した児39例中，42.1％の児で抗リン脂質抗体（aPL）が陽性だった[1,2]．それらの児の生後6ヵ月で，それぞれ6/17例，7/22で依然としてaPLが陽性だった[1,2]．おおむねAPS母体からの新生児の30％で出生直後aPLが陽性で，生後半年まで陽性率は減少し，1歳で陰性化するとされる[3,4]．

一般に母体から胎児への移行抗体は陽性率が高いはずだが，APS母体からの児の低い陽性率は，胎盤トロフォブラストにおけるaPLの吸着と母体治療によるaPLの血中濃度低下などで説明されている[4]．

移行抗体は通常，生後半年で消失するが，自己免疫疾患母体児においてaPL，特に抗β_2GPI抗体（aβ_2GPI）が長期に陽性を示すことがあることが報告されている．このaβ_2GPIは児自身が産生しているもので，病的意義に乏しいと考えられているドメイン4/5に特異性があり，ワクチン接種や乳児期の食事内容が影響している可能性が推測されている[3]．

2. APS母体から出生した児の臨床像

APS母体から出生した児の臨床像については，いくつかの後ろ向きコホート研究でのデータが報告されている．

●周産期に限らないAPS 1,000例を対象にしたヨーロッパの大規模コホート研究

対象のうち188人が妊娠し，妊娠症例の72.9%が生児を得ていた．このうちIUGRは26.3%，早産が48.2%と報告されている[5]．

●2004年に組織された周産期APSに関する前方視的European register

APS母体から出生した141例の新生児に関して早産が16%，低出生体重が17%で，塞栓例は1例もなく，合併症は未熟性に伴うもののみであった．また，児のaPL陽性率は，LA，aCL，aβ_2GPIがそれぞれ20%，25%，43%であった[6,7]．

●カナダのpopulation based study

58例のAPS母体児の解析で，平均在胎週数36.9週，平均出生体重2,968gと一般人口対照との比較でいずれも有意に小さくなっていた．この報告では，血液学的異常，高ビリルビン血症，早産に伴う合併症，NICU入院期間などもAPS母体児で有意に頻度が高く，期間が長くなっているが，これらの新生児の合併症が早産によるのかどうかについては解析されていない[8]．

●17年間に128例のAPS母体と147例の新生児を調査したコホート研究

新生児111例の解析がなされ，平均在胎週数は36.0週，18例（16.2%）に新生児蘇生術が必要で，32例（28.8%）がNICUに入院し，感染症は9例にみられ，3例が早産に伴う合併症で亡くなっていた．新生児塞栓は1例もみられなかった[9]．

●その他

5つのstudyを統合した198例のAPS母体児の解析[10]，134例のAPS母体児の検討[3]，さらに他の報告[11,12]でも，塞栓発症はみられておらず，合併症は早産や低出生

体重児に伴うもののみであった．

　このように，APS母体からの新生児については，早産，低出生体重の発生率が高く，児の合併症もほとんどが早産に伴うものである．母体aPL抗体価高値，妊娠高血圧症候群の合併などで，早産，低出生体重児の発症率が有意に高くなる．一般的に，APS母体児における新生児APSとしての塞栓発症は極めてまれである．
　一方で，新生児梗塞症例のコホートからみると，62例中12例で児のaPLが陽性だったことが報告され，新生児梗塞の発症因子としてaPL陽性が抽出されている．しかし，そのうち母体aPLも陽性であった症例は2例にすぎなかった[13]．

　以上より，現時点ではAPS母体から出生した児について，早産児・低出生体重児としての対応以外に，特に治療として推奨されるものはない．塞栓がみられた児ではaPL測定，塞栓や自己免疫疾患の家族歴聴取を行うべきである．

モデル症例

症例
34歳，産後のLDA継続についてのセカンドオピニオンを目的に受診した女性．26歳のときに関節炎と発熱，抗核抗体陽性を指摘され，**膠原病が疑われたことがあるが診断には至らなかった**．30歳のときに25週での子宮内胎児死亡の既往がある．その後のaPL検査にて**LA（蛇毒法）1.4，aCL-IgG 50 IU/mL**，aCL-β_2GPI＜1.2 IU/mL（12週間以上あけて再検したが同様の結果）であったことからAPSと診断された．33歳のときに自然妊娠．APS合併妊娠に対する治療として妊娠初期よりLDA＋UFH療法を継続し，妊娠39週で2,600 gの健康な児を出産している．

対応例
現時点で血栓症既往はないものの，**2種類以上の抗リン脂質抗体（LAおよび抗カルジオリピン抗体）が陽性**であったことから，今後血栓症を発症するリスクは高いと考えた．LDAの副作用を含めた十分なインフォームドコンセントを行ったうえで，出産後もLDAを継続する方針とした．また，過去に膠原病を疑われたエピソードや抗核抗体陽性もあったため，今後の自己免疫疾患発症のハイリスクとして内科で定期フォローされることとなった．

文献

1) Mocková A, et al.: Occurrence of selected antiphospholipid antibodies in offspring born from mothers with autoimmunity. Lupus, 21: 793-795, 2012.
2) Motta M, et al.: Anticardiolipin and anti-beta2 glycoprotein I antibodies in infants born to mothers with antiphospholipid antibody-positive autoimmune disease: a follow-up study. Am J Perinatol, 23: 247-251, 2006.
3) Nalli C, et al.: The effects of lupus and antiphospholipid antibody syndrome on foetal outcomes. Lupus, 23: 507-517, 2014.
4) Tincani A, et al.: Neonatal effects of maternal antiphospholipid syndrome. Curr Rheumatol Rep, 11: 70-76, 2009.

5) Cervera R, et al.; Euro-Phospholipid Project Group (European Forumon Antiphospholipid Antibodies): Morbidity and mortality in the antiphospholipid syndrome during a 10-year period: a multicentre prospective study of 1000 patients. Ann Rheum Dis, 74: 1011-1018, 2015.
6) Boffa MC, et al.: European register of babies born to mothers with antiphospholipid syndrome. Lupus, 13: 713-717, 2004.
7) Motta M, et al.: Follow-up of babies born to mothers with antiphospholipid syndrome: preliminary data from the European neonatal registry. Lupus, 21: 761-763, 2012.
8) Nili F, et al.: Outcomes of pregnancies in women with suspected antiphospholipid syndrome. J Neonatal Perinatal Med, 6: 225-230, 2013.
9) Ruffatti A, et al.: Laboratory and clinical features of pregnant women with antiphospholipid syndrome and neonatal outcome. Arthritis Care Res (Hoboken), 62: 302-307, 2010.
10) Avcin T, et al.: Recent advances in antiphospholipid antibodies and antiphospholipid syndromes in pediatric populations. Lupus, 11: 4-10, 2002.
11) Motta M, et al.: Neonates born from mothers with autoimmune disorders. Early Hum Dev, 85: S67-70, 2009.
12) Chou AK, et al.: Neonatal and pregnancy outcome in primary antiphospholipid syndrome: a 10-year experience in one medical center. Pediatr Neonatol, 50: 143-146, 2009.
13) Berkun Y, et al.: Antiphospholipid antibodies in neonates with stroke--a unique entity or variant of antiphospholipid syndrome? Lupus, 23: 986-993, 2014.

CQ6① APSの臨床所見がない抗リン脂質抗体陽性例（全身性エリテマトーデスを有しない場合）の治療方針は？

推奨

臨床症状（血栓症や妊娠合併症の既往）がない抗リン脂質抗体陽性例において，全身性エリテマトーデスを合併しない場合には，妊娠中に産科的APSの発症予防を目的として，低用量アスピリンやヘパリンによる治療を行うことは，必ずしも推奨されない．

根拠の確かさ：B

背景

習慣流産は抗リン脂質抗体症候群の主たる症状であるが，抗リン脂質抗体（aPL）の存在が妊娠予後にどのように関与するかは不明な点がいまだ多く，aPL陽性者におけるこれまでの報告では一定の見解が得られていない．aPL陽性者は一般人口のおよそ1〜2％，全身性エリテマトーデス（SLE）患者の40％を占めるとされ[1]，半数以上のaPL陽性者に流産や何らかの妊娠合併症が起こるとの報告がある[2]．一方，aPLの存在のみでは妊娠予後に影響を与えないとの報告もある[3]．SLE自体がさまざまな妊娠合併症の発症と相関すると考えられており[4]，aPL陽性者についてもSLE合併の有無によって妊娠合併症のリスクが異なる可能性が高い．

今回，aPL陽性例における妊娠合併症の一次予防について科学的根拠に基づいた文献検索およびシステマティックレビューを行った．これにはSLEおよび非SLE患者を対象とした両種の文献が含まれるが，ここではそのうちの非SLE患者について評価する．

科学的根拠

1．科学的根拠のまとめと詳細

CQ6-1に該当するコクランレビューは存在しなかった．

1950年以降，2014年2月までに発表された文献を渉猟し（MEDLINE, EMBASE, Cochrane Central Register of Controlled Trials），初期検索で3,328件の文献を得て，その中から58件の文献を抽出し，このうち5件のaPL陽性者の妊娠に関する文献を選択した．この5件のうち，SLEを対象とした2件を除外し，3件（RCT2件）につき検討した[5-7]．その結果，132例の非SLE aPL陽性妊娠が評価された．そのうち，86例で低用量アスピリン（LDA）を中心とした予防治療が行われ，46例では予防治療が行われなかった．メタアナリシスの結果，予防治療群および非治療群の間において産

科的予後に有意差は認められなかった[8]．

2. 科学的根拠から推奨へ

　システマティックレビューの結果を参考に，デルファイ法を行った．「基礎疾患としてSLEを有しない場合，妊娠中産科的APSの発症予防を目的としてLDAやヘパリンによる治療を行うことは推奨されない」との推奨文に対して，意見の一致や収斂を認めず，「安易なLDA療法は慎むべき」との意見がある一方，「SLEを有しない場合でも，ヘパリンとLDAの併用療法を行い，予後不良例も経験する」との意見もあった．これらの結果から，本ガイドライン作成班としては，非SLE患者のaPL陽性例においては，妊娠中の産科的APS発症予防のためのLDAやヘパリン治療を必ずしも推奨しないと結論づけた．

　また，既往に「1回もしくは2回の流産歴がある」など，産科的APSの基準を満たさないが臨床的に同症候群の病態の存在を疑わせる場合は，根拠には乏しいものの日常診療で予防治療が行われる実態があり，その意義を必ずしも否定するものではない．

　以前よりaPL陽性例においても，妊娠合併症のリスクは一律ではない可能性が指摘されている．例えば，aPLのうちでもループスアンチコアグラントが陽性化した場合はより強力な妊娠予後不良のリスクとの報告がある[2]．あるいはaPLのプロファイルの違いによってAPS発症のリスクを推定しようとする試みがあり，血栓症においては高リスク例を抽出できる可能性が高いと考えられている[9]．非SLE aPL陽性例においても，あるいはaPLプロファイルの違いによって産科的APS発症のリスクが異なる可能性があり，この点はEBMを検討する際に留意が必要である．

文献

1) Tektonidou MG, et al.: Risk factors for thrombosis and primary thrombosis prevention in patients with systemic lupus erythematosus with or without antiphospholipid antibodies. Arthritis Rheum, 61: 29-36, 2009.
2) Lockwood CJ, et al.: The prevalence and biologic significance of lupus anticoagulant and anticardiolipin antibodies in a general obstetric population. Am J Obstet Gynecol, 161: 369-373, 1989.
3) Mecacci F, et al.: Pregnancy outcome in systemic lupus erythematosus complicated by anti-phospholipid antibodies. Rheumatology (Oxford), 48: 246-249, 2009.
4) D'Cruz DP, et al.: Systemic lupus erythematosus. Lancet, 369: 587-596, 2007.
5) Cowchock S, et al.: Do low-risk pregnant women with antiphospholipid antibodies need to be treated? Organizing Group of the Antiphospholipid Antibody Treatment Trial. Am J Obstet Gynecol, 176: 1099-1100, 1997.
6) Kahwa EK, et al.: Anticardiolipin antibodies in Jamaican primiparae. J Obstet Gynaecol, 26: 122-126, 2006.
7) Del Ross T, et al.: Treatment of 139 pregnancies in antiphospholipid-positive women not fulfilling criteria for antiphospholipid syndrome: a retrospective study. J Rheumatol, 40: 425-429, 2013.
8) Amengual O, et al.: Primary prophylaxis to prevent obstetric complications in asymptomatic women with antiphospholipid antibodies: a systematic review. Lupus, 24: 1135-1142, 2015.
9) Otomo K, et al.: Efficacy of the antiphospholipid score for the diagnosis of antiphospholipid syndrome and its predictive value for thrombotic events. Arthritis Rheum, 64: 504-512, 2012.

CQ6 ② APSの臨床所見がない抗リン脂質抗体陽性例（全身性エリテマトーデスを有する場合）の治療方針は？

推奨

1. 基礎疾患として全身性エリテマトーデスを有する症例で，ループスアンチコアグラント陽性，あるいはループスアンチコアグラント陽性に加えて抗カルジオリピン抗体（古典法*1またはβ₂GPI依存性カルジオリピン抗体）高値*2の場合

   産科的APSの発症予防を目的とした妊娠中の薬物治療としては，他のリスクおよび患者の背景を考慮したうえで低用量アスピリンあるいは低用量アスピリン＋ヘパリン（予防量：10,000単位/日前後）による治療を行うことが容認される．

   根拠の確かさ：C

2. 産後は，産科ガイドラインを参考にして，以下のリスク因子を有している場合には，分娩後抗凝固療法（通常3日間以上）あるいは間欠的空気圧迫法を行う．

   [リスク因子]
   ・帝王切開　・≧35歳　・BMI＞30 kg/m²　・3回以上経産婦
   ・喫煙者（1日に10本以上）　・分娩前安静臥床≧2週間　・表在性静脈瘤が顕著
   ・全身性感染症　・四肢麻痺・片麻痺など　・産褥期の外科手術　・妊娠高血圧腎症
   ・分娩所要時間≧36時間　・輸血を必要とする分娩時出血　・両親のいずれかにVTE既往

   根拠の確かさ：C

*1：古典法；抗カルジオリピン抗体-IgG（IgM）として測定されているもの．
*2：高値を明確に定義することはできない．

背景

抗リン脂質抗体（aPL）陽性は健常人の1〜2％にみられるにすぎないのに対して，全身性エリテマトーデス（SLE）患者の約15％がループスアンチコアグラント（LA）陽性，約25％が抗カルジオリピン抗体（aCL）陽性[1]，10〜19％が抗β₂GPI抗体陽性[2]とされ，aPL陽性のSLE合併妊婦の診療機会は多い．なお，APSの36.2％がSLEを合併するsecondary APSである[3]．

APSの分類基準案（札幌基準のシドニー改変2006年）では，IgGまたはIgM型抗β₂GPI抗体が採用されている．これはわが国で臨床に採用されておらず，ここでは抗β₂GPI抗体をβ₂GPI依存性aPLとして解釈し，解説する．

科学的根拠

CQ6-2に対して2015年7月までに発表された文献を渉猟し（Cochrane Library，

MEDLINE, EMBASE), 2014年のコクランレビューが抽出されたが[4], このレビューの対象はSLE女性ではなかった. 次に, コクランレビュー以降に発表された379件の文献に対して, システマティックレビューを行った. しかしながら, **CQ6-2**に対するRCTは見つからず, 質の高い科学的根拠は見つからなかった.

解 説

まず, 妊娠や出産とかかわりなく, aPL陽性は血栓症の危険因子である. aPL陽性のSLE患者においてLDAが血栓予防に有効であったとする報告[5,6]に基づいて, aPL陽性のSLE患者では血栓既往がない場合も, 血栓予防目的でのLDA服用は容認されている[7]. またSLEがPIHのリスク因子であることから, PIH予防観点からもLDA使用が容認されている.

aPL陽性のSLE合併妊娠の治療について検討する際, APSの場合と同様, LA, aCL, aβ_2GPIを対等の予後不良因子として扱うのかについてまず検討すべきである. 例えば, 新生児予後〔早産, light for gestational age児(出生週数に比し出生体重が低い児), APGAR, 呼吸窮迫, NICUケア, 感染症など)〕においては, aPL 3項目陽性(triple positivity), LA陽性, 血栓症既往が予後不良因子であり[9], 原発性産科的APS患者では, aPLのtriple positivityである場合, 次回妊娠におけるlate pregnancy lossという点において転帰不良であった[10]. また, 胎児死亡の症例対照研究においてLA陽性が22週以後の胎児死亡と関係し, LA陽性者でIUFD(子宮内胎児死亡)歴のある者はすべてtriple positivityであったとする報告がある[11]. さらに, SLE患者に関する最近のコホート研究において, LA陽性は妊娠不良転帰(胎児・新生児死亡, 胎盤機能不全による早産, light for gestational age児, PIH)の強い予測因子(OR 8.32)であった[12]. すなわち, LA陽性や複数aPL項目陽性の場合には, 産科的APS発症リスクが高いと考えられることから, LDAに加えての予防的ヘパリン治療は容認されるであろう.

産後のケアについては, 『産婦人科診療ガイドライン—産科編2014』では静脈血栓塞栓症(VTE)の既往のない症例における産後のケアについて, aPL持続陽性は血栓性素因と考え, 以下のリスク因子を有している場合には, 抗凝固療法(通常3日間以上)あるいは間欠的空気圧迫法の適応とされている. さらに, このガイドラインにおいて免疫抑制剤服用中であるSLE(RCOGでは活動性SLE)患者はaPLの有無にかかわらず, 分娩後抗凝固療法(通常3日間以上)あるいは間欠的空気圧迫法の適応とされている.

リスク因子
- 帝王切開 ・≧35歳 ・BMI>30 kg/m^2 ・3回以上経産婦
- 喫煙者(1日に10本以上) ・分娩前安静臥床≧2週間
- 表在性静脈瘤が顕著 ・全身性感染症 ・四肢麻痺・片麻痺など
- 産褥期の外科手術 ・妊娠高血圧腎症 ・分娩所要時間≧36時間
- 輸血を必要とする分娩時出血 ・両親のいずれかにVTE既往

モデル症例

症例
APS母体より出生した児のフォローアップについてコンサルトされた．母は24歳のときにSLEの診断を受け，プレドニゾロンによる加療を受けている．29歳のときに深部静脈血栓症および肺梗塞を発症しワルファリンが開始された．36歳で自然妊娠，妊娠判明後速やかにワルファリンからLDA＋UFH治療量に変更されている．妊娠33週で前期破水し，緊急帝王切開で1,970 gの女児が出生した．児は早期早産・低出生体重児にてNICU入院となったが，その後大きな新生児合併症もなく退院となった．

対応例
APS母性から出生した児に対して，早産児・低出生体重児としての対応以外に一定の推奨はないため，新生児科による定期フォローのみで経過をみられている．

文献

1) Petri M: Epidemiology of the antiphospholipid antibody syndrome. J Autoimmun, 15: 145-151, 2000.
2) Biggioggero M, et al.: The geoepidemiology of the antiphospholipid antibody syndrome. Autoimmun Rev, 9: A299-304, 2010.
3) Cervera R, et al.; Euro-Phospholipid Project Group (European Forum on Antiphospholipid Antibodies): Morbidity and mortality in the antiphospholipid syndrome during a 10-year period: a multicentre prospective study of 1000 patients. Ann Rheum Dis, 74: 1011-1018, 2015.
4) De Jong PG, et al.: Aspirin and/or heparin for women with unexplained recurrent miscarriage with or without inherited thrombophilia. Cochrane Database of Systematic Reviews, CD004734, 2014.
5) Tarr T, et al.: Analysis of risk factors for the development of thrombotic complications in antiphospholipid antibody positive lupus patients. Lupus, 16: 39-45, 2007.
6) Tektonidou MG, et al.: Risk factors for thrombosis and primary thrombosis prevention in patients with systemic lupus erythematosus with or without antiphospholipid antibodies. Arthritis Rheum, 61: 29-36, 2009.
7) Ruiz-Irastorza G, et al.: Evidence-based recommendations for the prevention and long-term management of thrombosis in antiphospholipid antibody-positive patients: report of a task force at the 13th International Congress on antiphospholipid antibodies. Lupus, 20: 206-218, 2011.
8) LeFevre ML; U.S. Preventive Services Task Force: Low-dose aspirin use for the prevention of morbidity and mortality from preeclampsia: U.S. Preventive Services Task Force recommendation statement. Ann Intern Med, 161: 819-826, 2014.
9) Ruffatti A, et al.: Laboratory and clinical features of pregnant women with antiphospholipid syndrome and neonatal outcome. Arthritis Care Res (Hoboken), 62: 302-307, 2010.
10) Ruffatti A, et al.: Antibody profile and clinical course in primary antiphospholipid syndrome with pregnancy morbidity. Thromb Haemost, 96: 337-341, 2006.
11) Helgadottir LB, et al.: The association of antiphospholipid antibodies with intrauterine fetal death: a case-control study. Thromb Res, 130: 32-37, 2012.
12) Buyon JP, et al.: Predictors of Pregnancy Outcomes in Patients With Lupus: A Cohort Study. Ann Intern Med, 163: 153-163, 2015.

CQ7 原因不明の不育症に対する抗血小板療法・抗凝固療法の考え方は？

推奨

原因不明の不育症に対して，ルーチンの抗血小板療法・抗凝固療法は行わない．

根拠の確かさ：B

背景

2回以上の流産を繰り返した不育症においては，抗リン脂質抗体，子宮奇形，夫婦染色体，内分泌検査などで異常が認められず，原因が不明である症例が約半数を占める[1,2]．わが国の不育症1,676例を対象とした研究における原因不明例の頻度は約7割であるが[3]，これらの研究では流産の原因として最も頻度が高い児の染色体異常については検証されていない．反復する流産の原因としても，胎児染色体異常が一定の割合を占めることが指摘されている[4,5]．わが国の不育症482例に対して胎児染色体検査を系統的に行った場合，胎児染色体異常の頻度は約4割であり，真の原因不明例の頻度は25％であった[6]．

原因不明の不育症症例における次回の妊娠予後は比較的良好であり，流産回数が2回以上の症例では75％[7]，3回以上の症例では70％[8]の生児獲得率であった．一方で既往流産の回数は以後の妊娠における流産の独立した危険因子であり，既往流産2回：81％，3回：71％，4回：65％，5～6回：50％と既往流産の増加と共に生児獲得率が減少することが552例の不育症症例の検討で示されている[9]．

科学的根拠

1．科学的根拠のまとめと詳細

原因不明の不育症に対する抗血小板療法・抗凝固療法については，有効性を否定する複数のランダム化比較試験（RCT）がある[10-12]．これらを含む9件のRCTを採用した1件のシステマティックレビューによって，抗血小板療法・抗凝固療法の有効性と安全性が検討されている[13]．対象は2回以上原因不明の流産歴がある不育症の女性（遺伝性血栓形成傾向の有無を問わない）1,228人である．生児を得ることを主要転帰として，低分子ヘパリン（LMWH）単剤，低用量アスピリン（LDA）単剤，両者併用の介入群，抗血小板療法・抗凝固療法を使用しない，または偽薬を投与した比較群を比較した．LDA群 vs. プラセボ群，LDA群 vs. LMWH群，LDA＋LMWH併用群 vs. 無投薬またはプラセボ群，LDA＋LMWH併用群 vs. LDA単剤群，LDA＋LMWH併

用群 vs. LMWH単剤群，いずれの比較でも生児獲得率に差は認められず，抗凝固薬・抗血小板薬投与の有効性は証明されなかった[13]．また，以前に生児を得たことがない女性，遺伝性血栓形成傾向を有する女性，2回以上流産歴のある女性におけるサブグループ解析においても，抗血小板療法・抗凝固療法の有効性は示されなかった．さらに，治療間で，早産，子癇前症，胎児発育不全，先天奇形などの産科合併症の発生率の差は認められなかった．

また，この報告では副作用において出血（主に鼻出血，歯肉出血，血腫）のリスクはLMWH投与群とLDA群で差がなかったが，一つの研究で両者を併用するとリスクが増加したと報告されている．

2015年に報告された2件のRCTでも，LMWH投与群と非投与群の間に生児獲得率の差を認めなかった[14,15]．主要な不育症のガイドラインにおいても，原因不明の不育症に対する抗血小板療法・抗凝固療法の施行は推奨されていない[16,17]．

一方でFawzyら[18]によるRCTでは，抗血小板療法・抗凝固療法の有効性が示されている．原因不明の流産歴を3回以上有する170例をLMWH群，combination therapy（ステロイド＋LDA＋プロゲステロン）群，プラセボ群の3群に無作為割り付けし，生児獲得率を比較したところ，各群の生児獲得率は81％，85％，48％でありプラセボ群に比してLMWH群およびcombination therapy群で有意に予後良好であった．Elmahashiら[19]による3回以上の流産歴を有する妊婦150例を対象としたRCTにおいても，LDA単独投与群に比してLDA＋LMWH投与群で有意に生児獲得率が高かった（42％ vs. 71％）．

2. 科学的根拠のまとめ

原因不明の不育症症例において，次回妊娠時に特段の治療を行わない場合でも比較的高い生児獲得率が期待できる．一方で，流産回数に比例して生児獲得率は低下する傾向にある．

2回以上の流産歴を有する原因不明の不育症症例に対する抗血小板療法・抗凝固療法は，次回妊娠における生児獲得率を改善しない．3回以上の流産歴を有する症例においては，抗血小板療法・抗凝固療法により生児獲得率が改善する可能性がある．

3. 科学的根拠から推奨へ

2回以上の流産歴を有する原因不明の不育症症例に対する抗血小板療法・抗凝固療法が次回妊娠における予後を改善する医学的根拠はなく，無治療での予後も比較的良好であることから，ルーチンの抗血小板療法・抗凝固療法は推奨されない．

より流産回数が多い不育症症例においては抗血小板療法・抗凝固療法が有用である可能性が示唆されるが，少数のRCTに基づくものであり，追加研究による検討が必要である．よって3回以上の流産歴を有する症例においても，抗血小板療法・抗凝固療法をルーチンに行うことは現時点では妥当ではないと考えられる．

文献

1) ESHRE Capri Workshop Group: Genetic aspects of female reproduction. Hum Reprod Update, 14: 293-307, 2008.
2) Regan L, et al.: Epidemiology and the medical causes of miscarriage. Baillieres Best Pract Res Clin Obstet Gynaecol, 14: 839-854, 2000.
3) Sugiura-Ogasawara M, et al.: Midline uterine defect size is correlated with miscarriage of euploid embryos in recurrent cases. Fertil Steril, 93: 1983-1988, 2010.
4) Sullivan AE, et al.: Recurrent fetal aneuploidy and recurrent miscarriage. Obstet Gynecol, 104: 784-788, 2004.
5) Marquard K, et al.: Etiology of recurrent pregnancy loss in women over the age of 35 years. Fertil Steril, 94: 1473-1477, 2010.
6) Sugiura-Ogasawara M, et al.: Abnormal embryonic karyotype is the most frequent cause of recurrent miscarriage. Hum Reprod, 27: 2297-2303, 2012.
7) Brigham SA, et al.: A longitudinal study of pregnancy outcome following idiopathic recurrent miscarriage. Hum Reprod, 14: 2868-2871, 1999.
8) Clifford K, et al.: Future pregnancy outcome in unexplained recurrent first trimester miscarriage. Hum Reprod, 12: 387-389, 1997.
9) Katano K, et al.: Peripheral natural killer cell activity as a predictor of recurrent pregnancy loss: a large cohort study. Fertil Steril, 100: 1629-1634, 2013.
10) Kaandorp SP, et al.: Aspirin plus heparin or aspirin alone in women with recurrent miscarriage. N Engl J Med, 362: 1586-1596, 2010.
11) Clark P, et al.; Scottish Pregnancy Intervention Study (SPIN) collaborators: SPIN (Scottish Pregnancy Intervention) study: a multicenter, randomized controlled trial of low-molecular-weight heparin and low-dose aspirin in women with recurrent miscarriage. Blood 115: 4162-4167, 2010.
12) Dolitzky M, et al.: A randomized study of thromboprophylaxis in women with unexplained consecutive recurrent miscarriages. Fertil Steril, 86: 362-366, 2006.
13) De Jong PG, et al.: Aspirin and/or heparin for women with unexplained recurrent miscarriage with or without inherited thrombophilia. The Cochrane database of systematic reviews, CD004734, 2014.
14) Schleussner E, et al.: Low-molecular-weight heparin for women with unexplained recurrent pregnancy loss: a multicenter trial with a minimization randomization scheme. Ann Intern Med, 162: 601-609, 2015.
15) Pasquier E, et al.: Enoxaparin for prevention of unexplained recurrent miscarriage: a multicenter randomized double-blind placebo-controlled trial. Blood, 125: 2200-2205, 2015.
16) Jauniaux E, et al.: Evidence-based guidelines for the investigation and medical treatment of recurrent miscarriage. Hum Reprod, 21: 2216-2222, 2006.
17) Practice Committee of the American Society for Reproductive Medicine: Evaluation and treatment of recurrent pregnancy loss: a committee opinion. Fertil Steril, 98: 1103-1111, 2012.
18) Fawzy M, et al.: Treatment options and pregnancy outcome in women with idiopathic recurrent miscarriage: a randomized placebo-controlled study. Arch Gynecol Obstet, 278: 33-38, 2008.
19) Elmahashi MO, et al.: Low dose aspirin and low-molecular-weight heparin in the treatment of pregnant Libyan women with recurrent miscarriage. BMC Res Notes, 7: 23, 2014.

第3章

実際の臨床で役立つ知識
―より深く理解するために―

1 日常診療のための抗リン脂質抗体検査

　抗リン脂質抗体症候群（APS）は，抗リン脂質抗体（aPL）と関連する自己免疫血栓症および妊娠合併症と定義される．aPLはリン脂質あるいはリン脂質とタンパクの複合体に結合する自己抗体の総称であるが，APSと関連するaPLの主な対応抗原はβ_2-グリコプロテインI（β_2GPI）とプロトロンビンである．

　APSは獲得性血栓傾向の原因としては頻度の高い病態の一つとして認識され，臨床上重要な位置を占めている．現在のAPSの国際分類基準案は，札幌クライテリア・シドニー改変[1]とよばれている（p.13 **表2-1**参照）．疾患を定義するaPLの多様性から，その検出の標準化が困難であること，すなわち何をもってaPL陽性とするかが統一されていないことがAPS診療の大きな問題である．また，クライテリアにある「12週間隔をおいて2回陽性」という記載は，まったくエビデンスに基づくものではなく，急性感染症による一過性のaPL陽性患者が臨床試験にエントリーされないようにするための「約束ごと」である．

　aPL測定の意義は，APSあるいはaPL関連疾患を診断することである．全身性エリテマトーデス（SLE）の分類基準にaPL陽性があるが，それはAPSがSLEの主要な合併症（もしくは一部分症）として認識されているためで，aPLはあくまでAPSのマーカーである．近年は，診断マーカーであると同時にaPLのプロフィールが血栓や妊娠合併症のリスクであるという認識が高まっている．

　ELISAなどの免疫学的アッセイで測定するaPLとループスアンチコアグラント（LA）はまったく独立したものではなく，同じ性質を持つ自己抗体（群）を異なった手法で検出するものである．これらの検査を効率よく日常臨床に利用できるように整理する必要がある．

1. 抗カルジオリピン抗体

　一連のaPLの測定法のなかで，抗カルジオリピン抗体（aCL）は最も早くに確立された免疫学的なaPLの検出法である．当初はリン脂質であるカルジオリピンがaCLの直接の対応抗原と考えられていたが，現在ではAPSと関連したaCLと，B細胞過活性化を伴う膠原病（APSを合併しないSLEやシェーグレン症候群）や感染症患者にみられる非特異的なaCLは，真の対応抗原の違いにより区別されうることがわかっている．すなわち，APS患者に検出されるaCLはカルジオリピンと血漿タンパクであるβ_2GPIとの複合体に結合しており，しかもその結合エピトープはβ_2GPIの分子上に存在する[2]．

　世界にaCLの測定キットは数多く存在し，対応抗原のソースもキットごとにさまざまである．測定系のなかでβ_2GPIはブロッキング溶液やサンプル希釈液に含まれるウシあるいはウサギなどの血清β_2GPI，あるいは患者血清サンプルに含まれる自

己のβ_2GPIであり，β_2GPIの抗原性は種を越えて共通である．

aCLの単位にGPL，MPLという表現が使われる．これは，aCLのアッセイを確立したロンドン・聖トーマス病院のNigel Harrisらが，aPL高力価患者の血漿交換療法の廃棄物から多量のポリクローナルaCLを含むIgG分画およびIgM分画を得たとき，そのIgGあるいはIgMの濃度に対応するaCL力価をGPL，MPLとしたことに由来する．各キットには標準曲線を描くための陽性サンプルが添付されていて，その希釈倍数から力価が定義されるが，その際の陽性サンプルはGPL，MPLで標準化されている．しかし，アッセイの条件が異なれば力価も異なり，当初のGPL，MPLの定義づけから長い時間が経っていて，その結果としてキット間でのGPL，MPLの関連は標準化とはほど遠い現状である．クライテリアには「40 GPL，40 MPL以上が中等度陽性」と記載され，エントリー基準となっているが，上記の事情から現在はこの基準は用いられず，各施設もしくは各キットで測定した健常人99パーセンタイルをカットオフとする，という定義が用いられている．

aCLがAPS以外でも検出されることは前述したとおりである．APSに特異的なaCLは非特異的なaCLより一般に高力価である．さらに，APSに特異性の高いaCLは，精製β_2GPIをコファクターとして用いた「β_2GPI依存性aCL」とよばれるアッセイで検出される抗体である．このELISAではβ_2GPIの存在下および非存在下で同時にaCLの測定を行い，前者の力価が基準値を超え，かつβ_2GPIの存在下でのaCLの力価が非存在下での力価よりも高いものを陽性とする．β_2GPI依存性aCLは「抗カルジオリピン・β_2GPI複合体抗体」ともよばれるが，測定系としてはあくまでもaCLである．このアッセイで使用するβ_2GPIはヒト由来なので，後述の抗β_2GPI抗体と検出する自己抗体は多くが共通であるため，抗β_2GPI抗体の代用として用いられることもあるが，測定系は両者で異なることを知っておくべきである．

2. 抗β_2-グリコプロテインI抗体

β_2GPIはAPSに特異的なaCLの対応エピトープを担っている．しかし，そのβ_2GPIのエピトープはβ_2GPIが陰性リン脂質に結合しなければ露出しない．すなわち，β_2GPIのエピトープの発現にはβ_2GPIと陰性リン脂質との相互作用によるβ_2GPIの構造変化が必要であって，血漿に存在するそのままの形のβ_2GPIにはaCLは結合できない．この構造変化は，陰性リン脂質が存在しなくても，γ線照射などにより酸素原子を導入したプラスチック表面にβ_2GPIが結合することで再現できた．これを利用したのが「抗β_2GPI抗体」というアッセイである．カルジオリピンが存在しないのにaCLを測定できる系，ということになる[3]．

抗β_2GPI抗体の系では上記の非特異的aCLが検出されないので，APSに対する特異性が高い．一方，ELISA特有の「ノイズ」が混入しやすいので，低力価陽性の場合はその解釈に注意を要する．保険適用外ではあるが，2016年現在，研究用アッセイとしてわが国でも商業ベースでの測定が可能となっている．前述のβ_2GPI依存性抗カルジオリピン抗体と検出する抗体はオーバーラップするが，自己抗体の多様性に由

来してまったく同一というわけではない．

最近の電子顕微鏡を用いた研究では，$β_2$GPIは液層では第Vドメインが第Iドメインの一部を覆う形で閉環構造を呈しており（closed form），陰性荷電表面に結合すると，また精製過程で酸化を受けると，この分子内結合がはがされて結晶解析結果に似た開環構造をとることが示された（open form）[4]．第IドメインにAPSと関連する$β_2$GPI抗体の主要なエピトープが存在するといわれていたので，第Iドメインのみを作成してそれを抗原にELISAを行うと，$β_2$GPI抗体系よりさらに特異的な自己抗体の検出方法であることが示された．エピトープを覆っていた第Vドメインが存在しないので，第Iドメイン抗原はそのままの形で抗原性を発揮するうえ，他のドメインに対する比較的特異性の低い抗$β_2$GPIが検出されない系である．これが，抗$β_2$GPIドメインI抗体である．研究段階ではあるが，現時点で最もAPSに特異性の高いアッセイである．

最近，われわれ[5]は国際血栓止血学会の抗リン脂質抗体標準化委員会として，固相化アッセイのガイドラインを発表したので，参照すると便利である．

3. ループスアンチコアグラント

ループスアンチコアグラント（LA）は，*in vitro*のリン脂質依存性凝固反応を阻害する免疫グロブリンと定義される．凝固反応自体は簡易な検査であるが，臨床検査上のLAの同定はその多様性から必ずしも容易ではない．また使用する試薬によって感度がかなり異なっているが，それは主に凝固試薬に含まれるリン脂質濃度に依存する．2009年，国際血栓止血学会の抗リン脂質抗体標準化委員会がLA検査のガイドラインを改訂した[6]．すなわち，①aPTT，dRVVTでリン脂質依存性凝固時間が延長していることをスクリーニングする，②ミキシングテストでこの凝固時間延長が患者血漿中にインヒビターが存在するためであることを示す，③リン脂質による吸収中和試験でこのインヒビターがaPLであることを確証する，のステップである．試薬の選び方やミキシングテストの詳細も記載されているが，このガイドラインはエキスパートオピニオンによってのみ構築され，エビデンスに基づくものでないため，さまざまな評価が行われている．

ミキシングテストの要否については，長年の議論がある．保険適用はあるものの，正常血漿の調整など検査実施の負担が大きいわりに，ミキシングテストで陽性と判断してもLA陽性とはならず，結局リン脂質中和試験を行わなければならないからである．一方，ミキシングを行うことによって凝固時間がさらに延長するLAがあり，コファクター効果とよばれる．これは，対抗抗原が正常血漿の添加によって補充され，LA活性が強調される現象と考えられている．さらに，リン脂質濃度の低い凝固反応は高い凝固反応に比べて非特異的延長が起こりやすい．このことは確認試験の偽陽性の原因となる．したがって，非特異的凝固反応を効率よく除外するためにミキシングテストが有効とする意見もある．

わが国の日常臨床では，APSの臨床症状があったとき，①LAに高感度のaPTT検

査で凝固時間をスクリーニング，②ミキシングテスト，③LA確認試薬キットを用いて凝固時間延長がaPLによるものであることを示す，のステップが適切と考える．高感度のaPTT試薬（例：ロシュ社のPTT-LA；LA検査としてではなくaPTT検査の試薬として保険適用）を用いた検査で凝固時間の延長がなければ，LAは通常陰性なので，日常診療で確認試験を行う必要はない．

　ワルファリンを内服している患者では，正常血漿とミキシングを行うことでLAの検査が可能である．後述のアルゴリスムでミキシングテストから開始とする．ヘパリン，低分子ヘパリン，ワルファリン以外の経口抗凝固薬を使用中の患者検体ではLA検査は実施が不可能であるので，ELISAなどの免疫学的検査のみを行う．

　臨床的にAPSを強く疑うがaPTTの延長がない場合は，dRVVT（もしくはそのミキシングテスト）でLAが検出されることもまれにあるので，このような場合は試みる価値がある．

4. ホスファチジルセリン依存性抗プロトロンビン抗体

　LAには少なくとも2つのサブタイプがあり，β_2GPI依存性LAおよびプロトロンビン依存性LAとよばれる．前者はaCLに該当するが，後者は抗プロトロンビン抗体である．ホスファチジルセリンを固相化，プロトロンビンを吸着して抗原としたものを用いてELISAを行うと（ホスファチジルセリン依存性抗プロトロンビン抗体；aPS/PT），APSの臨床症状やLAの存在と非常に強い相関があることが示された．LA陽性者の半数はaPS/PTが陽性であり，逆にaPS/PT陽性者は9割以上がLA陽性であった．すなわち，aPS/PTはLAあるいはAPSのマーカーである．

　われわれが上記の報告を行ってから，aPS/PTのキットが数社から発売され，現在，国際標準化の作業が行われている．わが国でも，保険適用外であるが研究用として測定可能である．2016年時点ではaPS/PTはAPSやLAの補助診断ツールの位置づけであるが，APSの確からしさの認識，あるいはリスク評価に役立っている．特にLA検査が不可能な場合には補助検査として大変有用である[7]．

　なお，小児や若年者には，感染症後などに抗プロトロンビン抗体およびLAが出現することがある．プロトロンビン（凝固第II因子として）の血中活性が低下し，血栓ではなく出血症状をきたすことがあり，ループスアンチコアグラント・低プロトロンビン血症症候群とよばれる．病態はよくわかっていないが，このタイプの抗プロトロンビン抗体は一過性の経過で消退することが多い．

5. その他のaPL

　その他，多くのaPLが報告されている．抗ホスファチジルエタノラミン抗体，抗プロテインS抗体，抗アネキシンA5抗体（アネキシンA5レジスタンス）など，臨床症状と関連する可能性のあるものも少なくないが，これらは現時点ではAPSの定義には用いられていない．

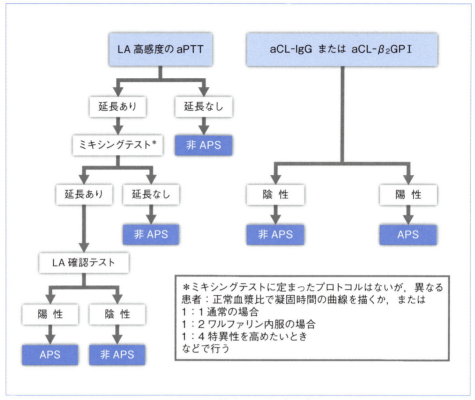

図3-1　aPL検査のアルゴリズム

6. aPLスコア

　aPL測定における意義は，これまで「適切な診断」に向けられてきた．われわれはaPL測定によって「将来の血栓症リスクの評価」ができれば，より測定の意義は増すと考えた．しかし，実際には単独aPL陽性の患者や複数aPL陽性の患者が混在し，力価も高力価の患者から低力価まで存在するため，結果の解釈は非常に複雑であった．そこで，多彩なプロファイルを持つ各患者のaPL結果を一元的にスコア化（定量化）することを試みたのが，「aPLスコア」である．われわれはaPLスコアがAPS診断に有用であり，さらにこのスコアが血栓症を予測できることを示した．すなわち，aPLを「疾患の診断ツール」から「リスク因子」として概念を昇華した研究結果である[8]．

　現在，日常診療へ応用可能な，すなわち保険診療で実施可能なaPLのスコア化が検討されている．

7. 日常診療におけるaPLのスクリーニング

　APSを疑う臨床症状がある場合，日常診療においては，①LAに感度の高いaPTT，②aCL-IgGまたはaCL-β_2GPI（両者の同時測定は不要），の2つでaPLをスクリーニングする．凝固時間の延長があった場合は，ミキシングテスト，確認試験へと進む（図3-1）．

表3-1　APSを強く疑うが，アルゴリズムでAPSと診断できないときに行うこと

検討項目	意味	結果の解釈
スクリーニングで用いていないほうのaCLを測定[*1]	β_2GPIの由来種が異なると反応が異なる場合，など	陽性ならAPS
IgM aCLの測定（保険未収載）	単独陽性はまれだが存在	陽性ならAPS
IgG/M抗β_2GPI抗体の測定（保険未収載）	aCL陰性なら通常は陰性だが，まれに陽性のこともある	陽性ならAPS
aPS/PTの測定（保険未収載）	①LAが実施できないとき ②通常はLA陽性者に陽性だが，まれにLA陰性者にもみられる	陽性ならAPSの可能性が高く，APSとして管理を行うべき
aPTT正常でもミキシングテスト	まれにコファクター効果	延長ならLA確認試験へ進む
dRVVT（LA確認試験として保険収載）[*2]	dRVVTのみ延長のLAがまれに存在	LA確認試験として判定
LA確認試験の追加	dRVVT由来とaPTT由来がある	いずれか陽性でLA
その他の凝固時間[*3]	まれに他の凝固時間のみ延長のLAがみられる	延長がみられたら，その試薬でミキシングテスト，陽性ならAPSの疑いとして管理する

*1：抗カルジオリピン抗体ELISAのβ_2GPIは動物由来，β_2GPI依存性aCLは精製ヒトβ_2GPIを用いている．
*2：dRVVTはわが国ではLA確認試験用のキットとしてのみ実施されている．ここではキットのうちリン脂質低濃度試薬を用いた凝固時間dRVVTを意味する．
*3：カオリン凝固時間，希釈プロトロンビン時間，他のaPTT試薬など．

　このアルゴリズムでAPSの確定はできないが，若年者の血栓，SLE患者の血栓や妊娠合併症，反復する血栓や妊娠合併症，血小板減少症の合併など，臨床症状からAPSが強く疑われる場合，**表3-1**の項目を検討する．

（渥美達也）

文献

1) Miyakis S, et al.: International consensus statement on an update of the classification criteria for definite antiphospholipid syndrome (APS). J Thromb Haemost, 4: 295-306, 2006.
2) Atsumi T, et al.: Antiphospholipid syndrome: pathogenesis. In: Lahita RG, editor, Systemic Lupus Erythematosus, 5th edition, pp.945-966, Academic Press, 2010.
3) Amengual O, et al.: Pathogenesis of Antiphospholipid Syndrome. In: Tsokos G, editor, Systemic Lupus Erythematosus, pp.487-494, Academic Press, 2016.
4) Agar C, et al.: Beta2-glycoprotein I can exist in 2 conformations: implications for our understanding of the antiphospholipid syndrome. Blood, 116: 1336-1343, 2010.
5) Devreese KM, et al.; Subcommittee on Lupus Anticoagulant/Phospholipid/Dependent Antibodies: Testing for antiphospholipid antibodies with solid phase assays: guidance from the SSC of the ISTH. J Thromb Haemost, 12: 792-795, 2014.
6) Pengo V, et al.; Subcommittee on Lupus Anticoagulant/Antiphospholipid Antibody of the Scientific and Standardisation Committee of the International Society on Thrombosis and Haemostasis: Update of the guidelines for lupus anticoagulant detection. Subcommittee on Lupus Anticoagulant/Antiphospholipid Antibody of the Scientific and Standardisation Committee of the International Society on Thrombosis and Haemostasis. J Thromb Haemost, 7: 1737-1740, 2009.
7) Amengual O, et al.: Laboratory markers with clinical significance in the antiphospholipid syndrome. In: Cervera R, editor, Antiphospholipid Syndrome, pp.45-67, Academic Press, 2016.
8) Otomo K, et al.: Efficacy of Antiphospholipid Score for the diagnosis of antiphospholipid syndrome and its predictive value for thrombotic events. Arthritis Rheum, 64: 504-512, 2012.

2 抗リン脂質抗体症候群合併妊娠の実際の管理とピットフォール

産科医が経験する実臨床―主に若手医師へ伝えたいこと―

ここでは，APS合併妊娠を管理するうえでの重要な点を述べる．

1. APSの分類基準

APSの分類基準は本ガイドラインの表2-1（p.13）を参照してほしい．その分類基準は，臨床所見と検査基準の2つに分けられていて，臨床所見の1項目以上，かつ検査基準の1項目以上が存在することが必要条件である．臨床所見のなかの項目の既往はないが，検査基準のみ満たしている場合は，抗リン脂質抗体陽性（治療をどうするかは別として）であって，APSの分類基準を満たさない．

臨床所見は，大きく分けて血栓症と妊娠合併症の2つに分けられる．診断を行ううえでのそれぞれの注意点について解説する．

まず血栓症は，脳梗塞や黒内障などの動脈血栓症と，肺血栓塞栓症（pulmonary embolism；PE）や深部静脈血栓症（deep vein thrombosis；DVT）などの静脈血栓塞栓症（venous thromboembolism；VTE）がある．つまりAPSは，動脈血栓症も静脈血栓症も起こしうる唯一の疾患・症候群であるということを忘れてはならない．したがって，APS合併妊娠に対して，前者を予防する目的で抗血小板療法である低用量アスピリンが，後者を予防する目的で抗凝固薬療法であるヘパリンが投与されるのは理にかなった治療であることがわかる．

次に妊娠合併症であるが，こちらは3つに細分化されている．最も注意すべきは，どの週数における流死産，胎児発育不全であっても胎児の染色体異常や形態異常は除外されるということである．これを確認するためには，絨毛染色体検査や，子宮動脈や臍帯動静脈の血流評価を兼ねた胎児精密超音波検査が必要である．特に初期流産においては，その50～70％は胎児染色体異常が原因であること，また胎児形態異常が超音波検査で評価困難であることから，自費検査というデメリットはあるが，絨毛染色体検査をすることを考慮してもよい．なお，除外診断としての子宮形態異常（双角子宮や中隔子宮など）は，経腟超音波で評価し，もし評価が困難であれば骨盤MRIで評価する．さらに，糖尿病や甲状腺機能亢進症などの内分泌異常のコントロールが明らかに不良な場合に起こる流産も除外される．胎盤機能不全に関しては，胎盤病理を評価することも大切である．詳細は別項（p.71）を参照してほしい．

検査所見についての詳細は，別項（p.50）を参照してほしいが，よく誤解されるのは，検査基準に記載のある「抗β_2GPI抗体」と，わが国でよく測定されている「β_2GPI依存性抗カルジオリピン抗体」は異なるということである．前者は現在，わが国での検査会社に委託して測定できる検査とはなっていない．後者のβ_2GPI依存性抗カル

ジオリピン抗体は，1999年に示されたAPSの分類基準のなかの検査所見に含まれていたが，2006年の分類基準からは除外された．

2. 不育症としてのAPSの位置付け

『産婦人科診療ガイドライン—産科編2014』(日本産科婦人科学会 編)の"CQ204"によると，習慣流産(3回以上の流産)原因の検索項目のうち，推奨レベルAとして挙げられている検索項目は，抗リン脂質抗体(aPL)と子宮形態異常検査の2つのみである．したがって，不育症におけるAPSは，最も診断すべき疾患の一つであることがわかる．しかし，不育症においてAPSが診断されるのは非常にまれである．杉浦らの報告[1]によると，2回以上の流産を繰り返す482例のうちAPSと診断したのは，2.5％(12例)であった．また，筆者の施設における同様の検討では，1,157例のうちAPSと診断したのは，わずか1.0％(12例)であった．つまり不育症の患者を多く診療している施設においても，めったに遭遇しないのがAPSである．

APSよりも比較的よく経験する抗リン脂質抗体陽性妊婦や偶発的抗リン脂質抗体陽性妊婦に対して，無治療で経過をみるか，治療介入をするかについては，**CQ6**を参照してほしい．しかし，APSは基本治療である低用量アスピリン(LDA)＋未分画ヘパリン(UFH)療法の治療介入が妊娠初期から開始されなければ，確実に流産率は上昇し，生児獲得率が低下することを認識しなければならない．患者一人が生児を授かることができない実害は絶大であることを忘れてはならない．わが国では，APSの分類基準を満たさないaPL陽性妊婦に対して，LDA＋UFH療法の過剰医療が問題となっている一方で，APSの分類基準のなかの臨床所見があったにもかかわらず，APSが診断されずにLDA＋UFH療法が投与されていない患者もいまだに存在する．どのような患者をみたときにAPSを疑って検査をすべきなのかは**CQ1**を参照してほしい．

3. 妊娠前のAPSの管理

実際われわれの施設で管理するAPS合併妊娠の約半数は，不育症を契機にAPSが診断されたのではなく，膠原病内科で全身性エリテマトーデス(SLE)の管理中に，たまたま撮影した頭部MRIで陳旧性の脳梗塞がみつかるなど，血栓症を臨床所見としてAPSが診断された症例である．先述したとおり，不育症を契機にみつかるAPS(血栓症の既往なし)は意外に少ない．妊娠前にAPSが診断されている場合は，妊娠したら早期にLDA＋UFH療法が開始されること，血栓症の予防目的で妊娠前にワルファリンを内服しているAPS患者では，妊娠したらすみやかにヘパリン治療に切り替える(**CQ3**では妊娠5週末までにヘパリンに変更と記載されている)必要があるため，妊娠の発覚が遅れないように患者教育をしておくことも重要である．妊娠中のワルファリン使用継続は禁忌であるが，妊娠の発覚が極端に遅くならない限り胎児への影響は心配ない．

4. 妊娠中の管理

妊娠中のAPSの管理については**CQ3**の解説に詳細が記載されているため，ここではそれを補足する形で述べる．

●妊娠初期

まず妊娠初期についての注意点は，3つある．第一に，LDAとヘパリンの開始時期である．筆者の施設では異所性妊娠が否定できた時点で開始している．つまり，子宮内に胎嚢が確認できた時点でスタートである．

第二に，まれにしか発症しないが，重篤なヘパリンの副作用であるヘパリン起因性血小板減少症（heparin-induced thrombocytopenia；HIT）の問題である．詳細は**CQ3**に示されているが，ヘパリンをスタートしてから1～2週間後に採血で血小板数をチェックしておく必要がある．ヘパリン開始前の血小板数を測定しておくと，血小板数の変化・推移がわかりやすい．もしHITが疑われる場合は，未分画ヘパリンを中止して他の抗凝固薬を考慮する必要がある．わが国では低分子ヘパリンであるダルテパリンナトリウムやエノキサパリンナトリウム，ヘパリン類似物質であるダナパロイドナトリウムがあるが，どれも保険適用がないことが問題である．

最後にVTEの問題である．一般に周産期のVTEは，産褥に多いとされているが，妊娠悪阻を契機にVTEが発症する場合がある．下肢の運動による血栓予防については，妊娠にかかわらず患者教育をしておくことが重要である．特に妊娠中の季節が夏であれば，脱水にならないよう適切な水分補給をすることも患者にアドバイスしている．妊娠中・産褥を通じて適宜下肢静脈エコーを行ってDVTの有無をチェックするとよい．われわれの経験では，APS合併妊娠15例のうち3例は，妊娠中に抗凝固療法を予防量で行っていたにもかかわらずDVTが発症した．

●妊娠中期・後期

妊娠中期・後期についての注意点は，3つある．第一に，胎児の成長のチェックである．胎児スクリーニングで胎児発育不全や羊水過少が疑われた場合には，血流評価を含めた胎児超音波精密検査を行う．第二に，妊娠20週以降は妊娠高血圧腎症が発症していないかどうかを判断するために，母体の血圧や尿タンパクに注意を払うことである．最後に分娩にかかわる管理である．

APS合併妊娠とは話がそれるが，若手医師に強調しておきたいことなので，妊娠中の血圧について述べる．妊娠中の血圧は，妊娠前のそれと比較して低下することは周知の事実である．実際個人差はあるが，妊娠すると母体血圧は収縮期血圧，拡張期血圧ともに5～10 mmgの低下が，妊娠初期～中期にかけてみられる[2]．夏場で気温が上昇すればさらにその低下の傾向がみられる．そして妊娠後期にかけて妊娠前の血圧に戻っていく．妊娠20週以降で母体血圧が140/90 mmHg以上であれば，どんな産科

医でも妊娠高血圧症候群(PIH)のアラートが鳴るが,実際に血圧が正しく測定されていれば,妊娠初期・中期の母体血圧が125/75 mmHg(妊娠初期・中期の平均母体血圧は,105/60 mmHgと覚えておくとよい)を超えることは,ほとんど経験しない.例えば,妊娠初期の血圧が130/80 mmHgであった場合,妊娠前の血圧が,5〜10 mmgを足して,135〜140/85〜90 mmHgであったことが予測される.妊娠年齢の非妊婦女性の血圧が135/85 mmHgというのは明らかに血圧が高めである.したがって,筆者は妊娠初期の週数をあけた複数回の血圧測定で,母体血圧が125/75 mmHg以上であった場合は,自宅での自己血圧測定を指示している.

● 分娩前・分娩時

妊娠中期・後期にPIHの発症や後で述べるAPSでの血小板の低下自体が,termination の原因となり,多くは帝王切開が選択される.その準備として娩出週数が妊娠34週未満の場合は,児の肺成熟目的で,母体へのステロイド筋肉注射を考慮する.またLDAは1週間程度,ヘパリンは皮下注射であれば帝王切開の12時間程度前より中止しておく.筆者の施設では,近日中に分娩(経腟分娩でも帝王切開でも)が行われる可能性が高くなってきた場合は,管理入院してヘパリン皮下注射を持続注射に切り替える方法を選択している.ヘパリン10,000単位/日を24時間持続注射する場合と,ヘパリン5,000単位を1日2回(10,000単位/日)皮下注射する場合では,前者のヘパリンの半減期は0.5〜1.0時間で,数時間ではヘパリンは血中から消失されるのに対して,後者であれば半減期は4〜6時間で,血中から検出されなくなるまで8〜12時間が必要である.したがって,ヘパリンを24時間持続注射に切り替えておくと,緊急帝王切開時に出血のリスクを減らし,ヘパリンの中和剤であるプロタミン硫酸塩を使用する機会が減るはずである.

分娩時(特に緊急帝王切開時)にプロタミン硫酸塩でヘパリンを中和する必要があると判断した場合には,通常ヘパリン1,000単位に対して,プロタミン硫酸塩として10〜15 mgを投与する.ヘパリンの中和に要するプロタミン硫酸塩量は,投与したヘパリン量およびヘパリン投与後の時間経過により異なるので,投与量はプロタミン硫酸塩による中和試験により決める.投与に際しては,通常1回につきプロタミン硫酸塩として50 mgを超えない量を,10分間以上をかけて徐々に静脈内に注入する.

5. APSのaPTT延長と,妊娠中の血小板低下

aPTTとは,活性化部分トロンボプラスチン時間のことである.非妊娠時の正常値は25〜45秒であるが,妊娠時には凝固因子の増加により短縮する.しかし,APSの重症例では,aPTTが延長している症例が少なからず存在する.産科医がaPTTの延長を経験するのは,産科出血による播種性血管内凝固症候群(DIC)のときである.この場合のDICによるaPTT延長の原因は,凝固因子の消耗・低下であるが,APSにおけるaPTT延長の原因はこれとは異なり,抗リン脂質抗体自体がaPTTを延長させる.APSでは,採血した血液(*in vitro*)でaPTTは延長しているにもかかわらず,生

体内（*in vivo*）では血栓症のリスクがあるという矛盾が生じる．APSの延長している症例に凝固因子を補充してもaPTTは正常化しないどころか，血栓症を助長する形となる．実際の管理で最も難渋するのは，APS合併妊娠のaPTT延長症例において，血栓症を発症した場合である．わが国では，未分画ヘパリンの治療量はaPTTを指標としているが，すでに予防量のヘパリンが投与されているAPS合併妊娠のaPTT延長症例において，ヘパリンを治療量にするため増量して，さらにaPTTを延長させることには，臨床家として勇気がいる．実際には，aPTT以外の凝固線溶マーカーの推移を厳重に管理しつつ，活性化全血凝固時間（ACT）や抗Xa活性などの測定も考慮してヘパリンの量を調整する必要がある．

次に妊娠中の血小板低下についてである．**CQ3**にも記載されているが，APS合併妊娠の40〜50%で血小板低下が起こる．鑑別診断としてHELLP症候群や妊娠性血小板減少症，特発性血小板減少性紫斑病などがある．われわれが経験した症例では，混合性結合組織病（MCTD）合併妊娠のAPS症例で汎血球減少を認め，さらにDVTを発症した．膠原病内科医にとって，MCTDやSLEによる汎血球減少は珍しい所見ではないが，産科医にとってはめったに経験しない所見のため，血小板だけでなく，赤血球や白血球の推移にも注意する必要がある．また，血小板減少傾向が進行する症例では，凝固線溶系マーカーの推移を厳重に追っていくことと，下肢静脈エコーでDVTの有無を精査しておくことも重要である．胸痛やSpO_2の低下を認めた際は，PEを疑って胸部X線検査や心臓超音波検査，CT検査が必要であることは言うまでもない．実地臨床では，血小板低下がなぜ起こっているのかをきっちり鑑別し，治療・管理していくことは難しい．実際にAPS合併妊娠の管理中に血小板の低下が進行し，それ自体がterminationの適応となる症例をよく経験するため，産科医だけでなく新生児科や膠原病内科と密接に連携して対応する必要がある．

以上をまとめると，APS合併妊娠を厳重に管理すること，すなわち凝固線溶系について熟知し管理していくことが重要である．

6. 分娩前後の管理

分娩前後のAPS合併妊娠を管理するポイントは，分娩時の出血と分娩前後（特に産褥）の血栓症である．しかし，分娩時の出血を減らす目的では，LDA，ヘパリンはきっちりと休薬されている必要性がある反面，血栓症を予防する目的では，LDA，ヘパリンの休止期間はできる限り短時間にしなければならない．分娩時の出血（postpartum hemorrhage；PPH）予防として，経腟分娩であればactive managementを考慮してもよい[3]．具体的には児娩出後すぐに子宮収縮剤の予防投与と，分娩後1分以内に臍帯結紮し，子宮マッサージをしながら正しい手技による臍帯牽引により胎盤娩出をはかる．この手技により1,000 mL以上のPPH症例は半減する．帝王切開であれば，確実な止血手技操作はもちろんのこと，腹腔内や皮下にドレーンを留置して排液の量をチェックしてからヘパリンを再開する時間を決定するとよい．

分娩時帝王切開の麻酔に関しては，全身麻酔でするのか，脊髄くも膜下麻酔のみで

するのかは，事前に麻酔科と相談しておくことも重要である．多くの施設では，帝王切開の1週間以上前にLDAが中止されていなければ全身麻酔となる．全身麻酔となる場合は，妊婦は生理的変化として喉頭が浮腫状となっていることがあることと，また，PIHを発症していれば喉頭浮腫がさらに増悪しており挿管困難であるため，事前に挿管可能であるかを麻酔科に評価してもらうことは重要である．筆者の施設でのAPS合併妊娠の帝王切開では，硬膜外麻酔をすることはほとんどない．なぜなら，産褥に硬膜外留置チューブの抜去時をする際，一時的にヘパリンを中止しないといけないからである．

7. 産褥の管理

先述したとおり，APSに限ったことではないが，周産期におけるVTEの発症は産褥期に多いので，産褥期こそ厳重な管理が必要となる．筆者の施設では，産褥に必ず下肢静脈エコーでDVTの発症がないかをチェックしている．分娩時は出血への影響を考えてヘパリンを休止しているが，VTEを予防する観点では，できる限り早く再開したいため，LDAは分娩翌日より再開し，ヘパリンは帝王切開術後8時間程度，経腟分娩後4～6時間で再開している．ただし，再開時間はあくまでも目安であって，分娩時の出血やその後の悪露の量，創部の出血などを考慮したうえで決定しなければならない．また，合併するSLEの病状悪化や，APSの病状自身の悪化であるcatastrophic（劇症型）APSについても常に意識した管理をしておく必要がある．産褥に抗血小板療法と抗凝固療法をいつまで続けるかについても個々の症例に応じて決定しなければならない．詳細は**CQ4**を参照してほしい．また，ここでは詳細を触れないが，抗リン脂質抗体以外に抗SS-A抗体陽性であれば，新生児ループスのリスクがあるため，新生児科に出生後の対応について事前に連絡をしておくとよい．妊娠中は，児の房室ブロック（好発時期は16～26週），出生後の新生児の顔面に現れる特徴的な紅斑や肝機能障害などに注意する必要がある．

まとめ

① APS合併妊娠はハイリスク妊娠であり，特に凝固線溶系について熟知することが重要である．妊娠中はもちろんのこと，産褥においても血栓症の発症に注意し，APSや合併する膠原病の悪化などが起こりうるため気を抜いてはいけない．

② 膠原病内科（SLE合併などは特に）や，ヘパリンの使用に習熟した医師（循環器内科医など），新生児科，麻酔科と連携を取る必要性を認識する．

（藤田太輔）

文献

1) Sugiura-Ogasawara M, et al.: Abnormal embryonic karyotype is the most frequent cause of recurrent miscarriage. Hum Reprod, 27: 2297-2303, 2012.
2) Grindheim G, et al.: Changes in blood pressure during healthy pregnancy: a longitudinal cohort study. J Hypertens, 30: 342-350, 2012.
3) Leduc D, et al.: Active management of the third stage of labour: prevention and treatment postpartum hemorrhage. J Obstet Gynacol Can, 31: 980-993, 2009.

内科（母性内科）医が経験する実臨床―主に若手医師へ伝えたいこと―

1. APS合併妊娠で流死産になる機序

　APS合併妊娠で流死産になる機序は「胎盤の梗塞」という単純なものではない．抗リン脂質抗体は血管内皮細胞や絨毛膜細胞を障害すると考えられている．したがって，抗リン脂質抗体合併妊娠では血栓症だけでなく，絨毛障害に起因した胎盤機能不全という視点で治療を考える必要がある．実際に，APS合併妊娠の標準的治療であり，抗血栓効果のある低用量アスピリン（LDA）とヘパリンで治療しても胎児発育不全（FGR）や妊娠高血圧症候群（PIH）などの合併症を起こし，早期に娩出することになる症例がある．このような症例については**CQ3**のハイリスク例を参照されたい．

2. APS合併妊娠で内科医としてできること

　APS合併妊娠では，治療方針については内科医と産科医が協力して決定するが，分娩方法および妊娠終了（termination）のタイミングについては産科医が新生児科（もし人工早産あるいはFGRであれば）と相談して決定する．

　APS合併妊娠では先に述べたように絨毛細胞の障害が少なからずあると考えるのが自然である．このような状態では，妊娠中期から胎児が小さめのことが多いが，特に児の成長が加速する妊娠20週頃から栄養と酸素の供給が追い付かない状態，すなわち胎盤機能不全が顕著となってくる．産科医は胎児超音波や胎児心拍数モニタリング，Biophysical profile scoreなどの所見を総合的に評価し，胎外生活のほうが児にとって良いと判断すれば，terminationすなわち分娩を決定するのである．では，内科医は何ができるだろうか？　内科医が固唾をのんで胎児の成長を見守る以外にできることとしたら，血小板減少と有痛性紅斑の出現を監視することである．APSではもともと血小板減少を認める場合もあるが，そうでない場合であっても，血小板数の減少がterminationのサインになる例が少なくない．また，このような時期に手掌に有痛性紅斑が出現してくる例をときどき経験する．内科医も積極的に関わって，症状の微妙な変化やデータの変化に敏感になってほしい．

3. ループスアンチコアグラント陽性症例は特に注意が必要

　分類基準にある検査基準は，APS合併妊娠のリスクを予測するうえで対等ではない．詳細は**CQ2**や**CQ6-2**をお読みいただきたい．多くの文献報告が示しているとおり，ループスアンチコアグラント（LA）陽性のAPS合併妊娠が，LA陰性のAPS合併妊娠より母児共に予後不良である．ところで，LAの測定の手順を理解するのはなかなか難しい．別項（p.50）に正しい手順（aPTTでスクリーニング→ミキシングテスト→確認試験）が記載されているが，臨床現場では最初からLAをオーダーしている場合が多いと思われる．現在，大手の検査会社では市販のキットを用いて蛇毒法と中和法でLAが測定されているが，ともに確認試験までの結果が示されることになる．

また，LAをオーダーすると，自動的に蛇毒法で測定されることになっている施設が多い(p.67図3-3参照)．しかし，少数例ではあるが，LAの蛇毒法で陰性で，LAのリン脂質中和法で陽性となる症例が存在する．したがって，既往歴から臨床的にAPSを強く疑うにもかかわらず，検査基準がどれも満たさない場合は，LAの検査方法を蛇毒法からリン脂質中和法に変更して測定してもよい．ただし，LAの蛇毒法とリン脂質中和法を一度に同時採血で検査すると保険で査定されるため，採血する月を変える必要があることに留意する必要がある．また，本来LAのスクリーニングとして最も優先すべきaPTT凝固時間法については，検査会社によっては自費検査となる．

4. 血栓症（特に深部静脈血栓症）の既往があるAPS合併妊娠

標準的治療(LDAとヘパリン)で治療しても胎盤機能不全や妊娠高血圧症候群の発症で超早産となる症例にときどき遭遇するが，そのような症例の多くは血栓症の既往がある．そのため，血栓症（特に深部静脈血栓症）の既往があるAPS合併妊娠はハイリスクである．

5. APS合併妊娠におけるステロイド剤の投与

APS合併妊娠で妊娠中にステロイド剤の投与が必要か否かは結論が出ていない．全身性エリテマトーデス(SLE)などに合併して起こる続発性APSでは，SLEの治療目的でステロイド剤が使用されるが，通常非妊娠時の原発性APSに対してステロイド剤や免疫抑制剤は使用されない．ただし，ステロイド剤の減量に伴い抗リン脂質抗体の抗体価が上昇する症例がある．また，免疫抑制剤の投与で抗体価が下降する症例があることは確かである．また，血清学的にSLEを疑うが，その分類基準を満たさないAPS症例では，妊娠を契機にSLEが顕在化することがある．これらのことから，ステロイド剤の投与を迷ったときには躊躇せず使ってもよいと考える．

6. 症例紹介

臨床的に限りなくAPSを疑う臨床所見を持ちながら分類基準にある検査データが陰性のときには，あらゆる手がかりを探す必要がある．

以下のような症例を経験した(年齢など一部を修飾変更している)．

20歳	全身性エリテマトーデス(ループス腎炎WHO Ⅲ型)発症
25歳	1回目妊娠：妊娠7週で自然流産
27歳	2回目妊娠：妊娠26週でLight for gestational ageの児を出産
32歳	3回目妊娠：妊娠6週で自然流産
33歳	4回目妊娠：妊娠20週で死産
34歳	5回目妊娠：妊娠16週で死産
35歳	APS分類基準にある検査はすべて陰性だが，臨床所見でAPSが強く疑われるということで紹介となった．ホスファチジルセリン依存性抗プロ

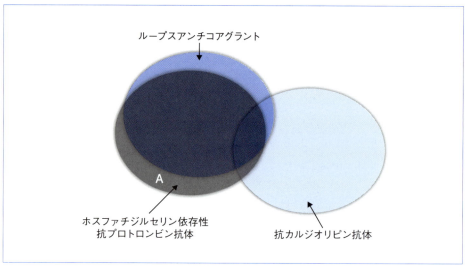

図3-2 抗リン脂質抗体の相互関係

> トロンビン抗体（aPS/PT）が陽性，かつての腎生検の組織標本を再鏡検し，細動脈に血栓を認めたことからAPSと診断し，次回の妊娠ではAPS合併妊娠としてLDAとヘパリンで治療し，生児を得ることができた．

ほとんどの症例でLA陽性例とaPS/PT陽性例は重なるが，本症例のようにLA陰性aPS/PT陽性，すなわち**図3-2のA**に相当する症例もあるので，粘り強い探求をしてほしい．

（村島温子）

3 抗リン脂質抗体陽性不育症患者における低用量アスピリン療法，低用量アスピリン＋ヘパリン療法，ならびに Tender loving care の有効性

> ・習慣流産既往を有し，偶発的抗リン脂質抗体陽性を呈する症例では，低用量アスピリン＋ヘパリン療法が，低用量アスピリン単剤療法以上に妊娠予後を改善させることはない．
> ・抗リン脂質抗体陽性不育症患者において，Tender loving care（精神的支援）は正当化される．

抗リン脂質抗体（aPL）は，習慣流産患者で多く検出され，5～15％の頻度であるとされている[1]．aPL陽性で流産歴のある患者では，初期流産のリスクが約3倍上昇し，特にループスアンチコアグラントとの関連が高いとする報告がある[2]．

メタアナリシスでは，抗リン脂質抗体症候群（APS）に伴う習慣流産に対する治療として，低用量アスピリン（LDA）＋未分画ヘパリン（UFH）療法のみが，有意に流産率を減少させたと報告されている[3-5]．しかしaPL陽性であっても，臨床症状がAPSの分類基準を満たさない症例に対する治療介入群（ここではLDA単剤療法）と無治療群との比較では，流産率および生児獲得率に差を認めていないと報告されている[6]．つまり，APSの分類基準を満たさない抗リン脂質抗体陽性不育症患者における治療方針として，抗血小板療法や抗凝固療法をすべきとするエビデンスは今のところ存在しない．

一方，習慣流産既往を有し，偶発的にaPLが陽性（1回のみ抗リン脂質抗体が陽性であり，再検で陰性化する場合）を呈する症例（偶発的aPL陽性例）において，LDA単剤療法が生児獲得率を上昇させたとする報告がある[7]．また厚生労働研究班（齋藤班）が作成した不育症データーベース（2011～2015年）によると，偶発的aPL陽性例に対しては，LDA単剤療法群とLDA＋UFH療法群の比較では，生児獲得率に差を認めなかった．したがって，偶発的aPL陽性例に対して，LDA＋UFH療法を安易に行うことは慎むべきである．同時にaPL陽性例では，12週間後に再度aPLを測定することが必要で，この結果を基に治療方針を決定する．

原因不明習慣流産では，妊娠初期からの専門外来での管理，頻回の超音波検査による胎児心拍の確認，精神的支援といったTender loving careにより，良好な妊娠予後が得られたと報告されている．Cliffordら，ならびにBrighamらは，原因不明習慣流産に対しTender loving careを施行した場合の次回流産率はそれぞれ26％，25％であったとしている．Cliffordらによると通常の管理のみであった症例の流産率51％と比較し，有意に流産率が減少した（$P<0.002$）．Cliffordらの症例ではaPLを測定しておらず，原因不明習慣流産の中にaPL陽性例が含まれていると考えられる．Brighamらの症例ではaPL陽性例は省かれており，APSやaPL陽性不育症患者に対して精神

的支援が次回妊娠時の流産率を減少させるという成績はない[8,9].しかし,不育症患者では次回妊娠時に不安が増強するため,aPL陽性不育症患者においてもTender loving care(精神的支援)は正当化される.

(齋藤　滋)

文 献

1) Branch DW, et al.: Clinical practice. Recurrent miscarriage. N Engl J Med, 363: 1740-1747, 2010.
2) Chauleur C, et al.: Observational study of pregnant women with a previous spontaneous abortion before the 10th gestation week with and without antiphospholipid antibodies. J Thromb Haemost, 8: 699-706, 2010.
3) Mak A, et al.: Combination of heparin and aspirin is superior to aspirin alone in enhancing live births in patients with recurrent pregnancy loss and positive anti-phospholipid antibodies: a meta-analysis of randomized controlled trials and meta-regression. Rheumatology (Oxford), 49: 281-288, 2010.
4) Ziakas PD, et al.: Heparin treatment in antiphospholipid syndrome with recurrent pregnancy loss: a systematic review and meta-analysis. Obstet Gynecol, 115: 1256-1262, 2010.
5) Empson M, et al.: Prevention of recurrent miscarriage for women with antiphospholipid antibody or lupus anticoagulant. Cochrane database Syst Rev, CD002859, 2005.
6) Del Ross T, et al.: Treatment of 139 pregnancies in antiphospholipid-positive women not fulfilling criteria for antiphospholipid syndrome: a retrospective study. J Rheumatol, 40: 425-429, 2013.
7) Sugiura-Ogasawara M, et al.: Occasional antiphospholipid antibody positive patients with recurrent pregnancy loss also merit aspirin therapy: a retrospective cohort-control study. Am J Reprod Immunol, 59: 35-241, 2008.
8) Clifford K, et al.: Future pregnancy outcome in unexplained recurrent first trimester miscarriage. Hum Reprod, 12: 387-389, 1997.
9) Brigham SA, et al.: A longitudinal study of pregnancy outcome following idiopathic recurrent miscarriage. Hum Reprod, 14: 2868-2871, 1999.

4 産科的抗リン脂質抗体症候群の問題点と解決方法

　全国の妊婦健診取り扱い施設2,700施設の産婦人科長に調査票を郵送し，不育症患者に対する抗リン脂質抗体測定の現状を調査した[1]．国際抗リン脂質抗体学会の分類基準ではループスアンチコアグラント（LA）は2種類以上の試薬を用いることが推奨されているが，aPTT（活性化部分トロンボプラスチン時間）を用いたリン脂質中和法（LA-aPTT）は11.8％，RVVTを用いた希釈ラッセル蛇毒法（LA-RVVT）は43.2％，両方を用いている施設は9.4％にとどまった（図3-3）．抗カルジオリピン抗体（aCL）とLAの分布は異なり，LAのほうが産科的に重要であるという報告は多い[2,3]．

　LAのリン脂質中和法は，検査会社の基準値が6.3秒（mean＋4SD）以下と記載されているが，国際血栓止血学会は，健常人の99パーセンタイル（Kitaoriらの文献[2]では1.59秒）以上を陽性として推奨している．しかし，施設内で99パーセンタイルの基準値を設定している施設はほとんどなかった．したがって，ほとんどの施設で重要なLA-aPTT陽性者が検出できていないことが明らかとなった．欧米では普及しているリン脂質中和法がわが国で測定されない理由には，①知識不足，②委託検査可能となったのが最近である，③LA-RVVTとLA-aPTTのうち，どちらかしか保険適用されない，④血漿分離の方法が煩雑である，などがあると推測する．

　さらに産科的抗リン脂質抗体症候群（APS）の診断には，抗リン脂質抗体（aPL）の陽性を12週あけて2回確認しなければならないが，1回しか測定していない施設が61.5％だったことから，多くの産科的APSの偽陽性患者（1回目のaPL測定が陽性で，

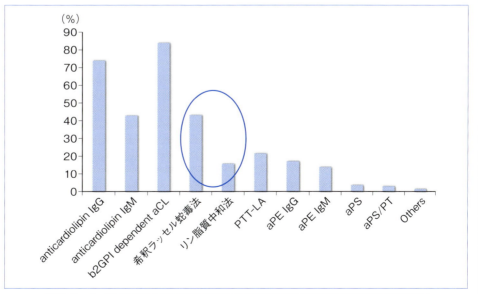

図3-3　わが国における不育症患者に対する抗リン脂質抗体測定の実態調査

（文献1）より引用）

表3-2 PS欠乏症のコントロール群とRPL群における頻度

著者	年	国	Inclusion	コントロール群 (%)	RPL群 (%)	OR (95% CI)
Gris JC	1997	フランス	3回以上, 16週未満	0 (0/150)	0 (0/500)	
Coumans AB	1999	オランダ	— 16週未満	—	17.4 (8/46)	
Raziel A	2001	イスラエル	3回以上, 25週未満	2.5 (1/40)	10.0 (3/36)	
Alonso A	2002	スペイン	1回以上, いつでも	0 (0/75)	1.3 (1/75)	
Pauer HU	2003	ドイツ	3回以上	0 (0/49)	0 (0/118)	
Dossenbach-Glaninger A	2004	オーストリア	2回以上, 20週未満	0 (0/48)	2 (1/49)	
Krause M	2005	ドイツ	3回以上, 23週未満	0.8 (0/133)	0.8 (1/133)	
Bellver J	2008	スペイン	2回以上, 13週未満 着床前スクリーニング	9.4 (3/32)	6.7 (2/30)	
Jaslow CR	2010	アメリカ	2回以上, 20週未満	7.4 (9/121)	3.5 (9/260)	
				2.0 (13/648)	2.0 (25/1,247)	1.0 (0.51-1.97)

PS欠乏症の頻度について,コントロール群では2.0%(13/648),RPL群では2.0%(25/1,247)であり,有意差を認めなかった(OR 1.0, 95%CI 0.51-1.97).
RPL:Recurrent pregnancy loss

2回目のaPL測定が陰性である患者,つまり産科的APSの分類基準を満たさない患者)が,低用量アスピリン療法およびヘパリン療法を受けている過剰医療が懸念された.

また今回の全国調査では,40%以上の施設でプロテインS(PS),プロテインC,アンチトロンビン,凝固第XII因子(XII)活性が測定されていた[1].Prestonらは1996年にLeiden変異とともにこれらの頻度を比較する横断研究を行い,PS欠乏症において死産率が有意に高いが,初期流産率に差を認めなかったと報告した[4].同様にReyらのメタ解析[5],Robertsonらのメタ解析[6]でも,PS欠乏症における反復初期流産(2回以上の流産)との関連性はなく,妊娠中期・後期での死産との関連性が指摘されている.また,PS欠乏症の頻度についてのメタ解析では,コントロール群とRecurrent Pregnancy loss(RPL)群に分けて比較した結果,その頻度に差を認めなかった(表3-2).日本人のPS欠乏症で最も頻度の高いPS徳島変異を調べた研究でも,一般人口におけるPS徳島変異の頻度と,不育症群におけるPS徳島変異の頻度に差を認めなかった[7].また,われわれのコホート研究では,不育症におけるPS測定の意義は認められなかった(論文投稿中).

XII活性とRecurrent Pregnancy lossを文献検索すると,29論文が抽出された(2016年2月現在).そのうち6篇の横断研究をメタ解析すると,不育症においてXII活性低下を示す患者が有意に多いことがわかった.XII活性の測定にはXII欠乏血漿と混ぜてaPTTを測る方法が用いられる.したがって,LA存在下ではXII活性が低下することが知られている.われわれの経験では,aCL存在下ではXII活性低下は認められず,LA-aPTT存在下では平均30%のXII活性低下が認められた[8].また,抗リン脂質抗体陽性患者を除外したXII活性低下患者は,次回流産に影響しないことが証明された[8].Free PSやPS活性も抗リン脂質抗体によって低下することが報告されている.つま

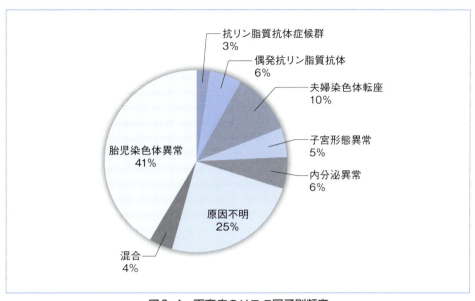

図 3-4　不育症のリスク因子別頻度

(文献 9) より引用)

り，XII活性やPS活性はLAのsurrogate markerと考えられる[9,10]．

　では，surrogate markerを用いるとどのような問題が起こるのか．XII活性は遺伝子多型によってCC，CT，TTの順に活性が低下する．LAが存在しなくてもTTの人はXII活性が低値を示すが，この場合流産に影響しないのに治療されてしまう[8]．CCの人はLAが存在してもXII活性低値とならないため，治療の機会を失うことになる．

　原因不明の不育症に関連する遺伝子多型は120種類報告されている．XII活性やPSがわが国で着目される科学的根拠は不明である．わが国における不育症の検査項目として，40％以上の施設で測定されている理由には，①知識不足，②不育症の90％以上が反復初期流産だが，初期流産と妊娠中期以降の死産の区別がされなかった，③臨床研究のエビデンスレベルがわからないまま，これらの測定が不育症患者に推奨された経緯がある，と考えられる．委託検査によって測定しやすいことも一因であろう．

　原因不明の不育症患者では，無治療であっても既往流産が2回であれば80％，3回で70％，4回で60％，5回で50％が，最終的に生児獲得が可能であるという知識の普及も重要である．胎児染色体数的異常による不育症患者は41％存在し，Branchらは臨床的に検査することを推奨している（**図3-4**）．欧米では着床前スクリーニングが行われており，日本産科婦人科学会は倫理的理由から禁止してきたが，ニーズが増加したために臨床研究を開始することになった．今後は胎児染色体検査も着目されるだろう．

　欧米の標準的医療とかけはなれた日本の現状は，言葉の壁によるものも大きいだろう．解決方法の一つとして，専門家の指導の下でLA，XII因子，PS欠乏症のシステマティックレビューを行うことで，エビデンスを共通の認識とし，啓発に用いることは有効であろう．わが国において，腹腔鏡の手技を持たない医師が手術をしてはいけな

いことが認識されるようになったが，不育症の知識や技術は患者にとって可視化されにくい．エビデンスが不明な検査，治療によって患者の負担が増大しないように，今後は不育症知識・技術認定制度も必要と思われる．

（杉浦真弓，藤田太輔）

文 献

1) Sugiura-Ogasawara M, et al.: Real-world practice of obstetricians in respect of assays for antiphospholipid antibodies. Modern Rheumatology, 30: 1-22, 2015.
2) Kitaori T, et al.: Determination of clinically significant tests for antiphospholipid antibodies and cutoff levels for obstetric antiphospholipid syndrome. Lupus, 24: 1505-1519, 2015.
3) Lockshin MD, et al.: Prediction of adverse pregnancy outcome by the presence of lupus anticoagulant, but not anticardiolipin antibody, in patients with antiphospholipid antibodies. Arthritis Rheum, 64: 2311-2318, 2012.
4) Preston FE, et al.: Increased fetal loss in women with heritablethrombophilia. Lancet, 348: 913-916, 1996.
5) Rey E, et al.: Thrombophilic disorders and fetal loss: a meta-analysis. Lancet, 361: 901-908, 2003.
6) Robertson L, et al.: Thrombophilia in pregnancy: a systematic review. Br J Haematol, 132: 171-196, 2006.
7) Neki R, et al.: Nonsynonymous mutations in three anticoagulant genes in Japanese patients with adverse pregnancy outcomes. Thromb Res, 133: 914-918, 2014.
8) Asano E, et al.: Genotyping analysis for the 46 C/T polymorphism of coagulation factor XII and the involvement of factor XII activity in patients with recurrent pregnancy loss. PLoS One, 9: e114452, 2014.
9) Parke AL, et al.: The thrombotic diathesis associated with the presence of phospholipid antibodies may be due to low levels of free protein S. Am J Med, 93: 49-56, 1992.
10) Rossi E, et al.: Functional protein S in women with lupus anticoagulant inhibitor. Thromb Res, 65: 253-262, 1992.

5 抗リン脂質抗体症候群における胎盤病理診断

1. 背景

抗リン脂質抗体症候群（APS）では，しばしば習慣流産を呈するため，流産の原因がAPSによるものであるかを推測する必要がある．APSにおける特異的な胎盤病理所見はないため，除外診断となることが多い．APSにおける胎盤病理検体は，①妊娠初期の流産検体，②妊娠中期以降の胎盤であることが多い．

これは，APSの多くの症例が習慣流産を呈することで，妊娠初期に流産となること，逆に妊娠初期の治療が有効であったものは分娩に至ることが多いからだと考えられる．ここでは，APSと鑑別すべき病理診断について解説する（表3-3）．

2. 胎盤病理診断

繰り返す流早産の臨床において，その原因となる病態の推定は重要であるが，組織学的な確定は困難である．APSの妊娠中絶の原因はいまだ不明であるが，臨床診断とあわせて他の疾患を除外することで推測することが求められる．

15週くらいまでの流産を初期流産と考える．初期流産検体の肉眼所見は，胞状奇胎など一部の例を除くとほとんどの症例で診断に有益な情報はない．診断には組織学的所見が重要となる．以下に，①絨毛，②絨毛間腔，③脱落膜に分けて解説する．

表3-3 APSと鑑別すべき病理所見

原因/病理所見	組織学的特徴	APSとの鑑別点
染色体異常（トリソミーなど）	絨毛異形成が妊娠中期以降認められることがあるが，妊娠初期でははっきりしない．	APSのみでは絨毛異形成の原因とはならない．
炎症が関連する流産	慢性絨毛炎はウイルス感染，VUEのいずれも妊娠初期にみられず，妊娠中期以降に認められる．絨毛間腔炎（絨毛間腔に組織球を主とした細胞浸潤がみられる）．上行性感染症であっても，絨毛膜羊膜炎という形をとることは少なく，脱落膜への強い好中球の細胞浸潤，あるいは膿瘍形成を認める．	APSでは慢性絨毛炎は呈さない．
フィブリン沈着	絨毛周囲性フィブリン沈着（perivillous fibrin deposition）：絨毛の合胞体細胞と癒着するようにみえるフィブリン沈着を特徴とする．部位にIgGの沈着がみられる．びまん性絨毛間フィブリン沈着（massive intervillous fibrin deposition）：絨毛間や絨毛膜下に高度のフィブリン沈着を認める．	特異的な所見ではないが，APSや他の自己免疫性疾患で認められることがあるため，臨床診断をもとに診断する．繰り返す流産との関連が広く認められているが，APSなど自己抗体との関連は乏しく，臨床的には，原因不明に分類される症例に認められることが多い．
絨毛間・脱落膜血栓/血腫に関連する流産	絨毛間の血液凝固塊（血栓/血腫）	流産の原因の一つとして考えられるが，単発流産に多い傾向があり，繰り返すことは少ない．
母体虚血病変	梗塞および合胞体結節増加や小さな絨毛を認める．妊娠中期以降では妊娠高血圧症候群（PIH）と関連する．妊娠初期流産でもしばしば認める．	APSとPIHが合併している場合，両者を区別することは困難である．

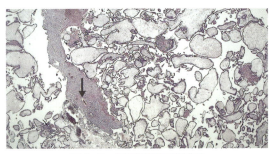

図3-5 妊娠初期正常絨毛
絨毛の大きさは比較的均一で，類円形，軽度のくびれを認める．軽度浮腫状．絨毛周囲や絨毛間にフィブリン沈着は軽微．血栓や細胞浸潤は認めない．一部に脱落膜（➡）が認められる．

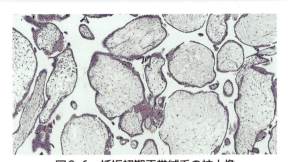

図3-6 妊娠初期正常絨毛の拡大像
絨毛内の血管は存在するが，比較的不明瞭なことも多い．

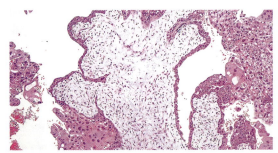

図3-7 絨毛異形成（染色体異常）
絨毛辺縁に不整，くびれが目立つ．

●絨 毛

　正常に発育した妊娠初期絨毛の大きさは均一で，類円形，軽度のくびれを認める．軽度浮腫状で血管はそれほど目立たない．絨毛周囲にフィブリンを認めてもごく少量で合胞体結節もごく少量である．この時期の流産では絨毛内の血栓形成や絨毛炎などはほとんど認めない（図3-5，図3-6）．APS単独では絨毛形態そのものに異常を認めることはないと考えられる．染色体異常症（トリソミーなど）は妊娠初期流産の多くを占める．APSの母体は高齢であることも多いため鑑別する必要がある．染色体異常症では絨毛異形成を示すことがあるが，初期流産では絨毛異形成を呈さないことも多く，むしろ，絨毛浮腫が児の染色体異常と関連することもある．妊娠中期以後では，絨毛の形や絨毛内血管の異常（異形成）や未熟絨毛などで，胎児の染色体異常（トリソミーなど）や奇形症候群を考慮する（図3-7）．胞状奇胎では，絨毛は顕著な浮腫を呈し，cistern形成を認める．トロフォブラストの増殖・異形成や，絨毛周囲で全周性の増殖または正常絨毛の有無などで，全胞状奇胎と部分胞状奇胎を診断する（図3-8～図3-10）．絨毛の近傍に，中間型栄養膜細胞（intermediate trophoblast）／絨毛外栄養膜細胞（extravillous trophoblast）の集団が層構造を作ってみられるが，病的意義はない（図3-11）．

　絨毛内の血管形成が認めがたいときは，胎児死亡後の二次性の変化か胞状奇胎関連のものかを鑑別する必要がある．p57^{KIP2}免疫染色は全胞状奇胎と，部分胞状奇胎を

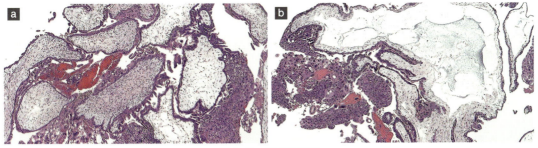

図3-8 全胞状奇胎
ⓐすべての絨毛が浮腫状に拡大し，合胞性栄養膜細胞の増殖が全周性に認められる．
ⓑ拡張した絨毛内には槽形成 (cistern) が認められる．

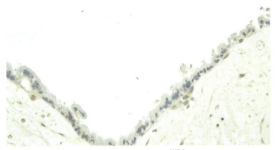

図3-9 全胞状奇胎 ($p57^{KIP2}$免疫染色)
細胞性栄養膜細胞は染色されていない．

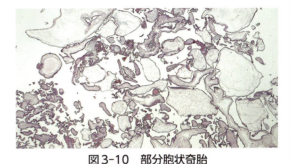

図3-10 部分胞状奇胎
浮腫状に拡大した絨毛とともに，小型の週数相当の絨毛が認められる．浮腫絨毛には，槽形成 (cistern) が認められることはあるが，合胞性栄養膜細胞の増殖は認めない．

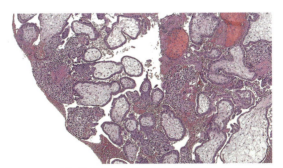

図3-11 絨毛周囲の中間型栄養膜細胞/絨毛外栄養膜細胞
中間型栄養膜細胞 (intermediate trophoblast) が多数みられるが，病的意義はない．

含むそれ以外の流産との鑑別に有用である．サイトメガロウイルス感染症も初期流産の病理標本で観察されることはほとんどない．間葉性異形成胎盤（Placental mesenchymal dysplasia；PMD）も中期以降にみられるまれな病変で，初期流産ではほとんど認めない．妊娠中期以降のAPSの胎盤絨毛には明らかな発育不全を認めることはない．

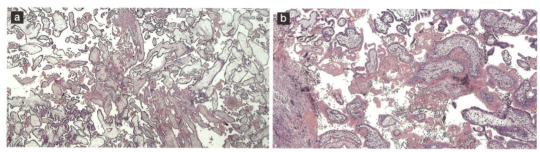

図3-12　絨毛周囲性のフィブリン沈着
ⓐ低倍率：多数の絨毛が好酸性のフィブリンにより囲まれている．
ⓑ低倍率：絨毛周囲にまとわりつくようにフィブリンが認められる．

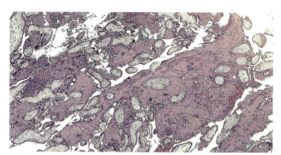

図3-13　Massive intervillous fibrin deposition
絨毛間を広く橋渡しするようなフィブリン沈着が認められる．

● 絨毛間腔

　絨毛間腔の所見は，APSの妊娠初期流産の診断で最も重要と考えられる．フィブリン沈着，虚血性病変，血腫・血栓，炎症などについてチェックする．フィブリン沈着には2つのパターンがある．一つは，絨毛周囲にまとわりつくようにみられるいわゆる絨毛周囲フィブリン沈着（perivillous fibrin deposition）で，トロフォブラストの層と周囲のフィブリンの層が密に癒着してみられる．繰り返す流産にみられることがあり，APSとの関連が示唆される．もう一つは，絨毛間フィブリン（intervillous fibrin）で，絨毛間を広く橋渡しするようなフィブリン沈着であり，通常はフィブリンと絨毛のトロフォブラストとは明瞭に区別される．これら2つのフィブリン沈着パターンは区別して扱ったほうがよい（**図3-12，図3-13**）．

　妊娠高血圧症候群（pregnancy induced hypertension；PIH）においてしばしば認められる母体性虚血性病変（maternal underperfusion）は初期流産でもよくみられる．絨毛間フィブリン沈着の増加，合胞体結節の増加，小さな絨毛などが観察されるときはこのような診断をする（**図3-14**）．この所見は，流産と関連していると考えられるが，繰り返す傾向は乏しく，APSとの関連は明らかではない．臨床的に両者が合併している場合，鑑別は困難である．絨毛間腔に，血腫・血栓形成が局所的に強くみられる場合に流産の原因と考えてよいが，この所見も，繰り返さなくて1回のみの流産

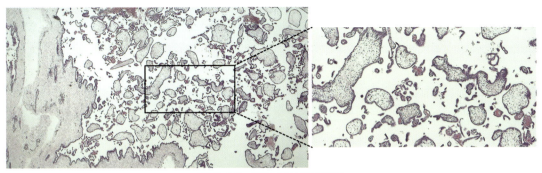

図3-14 母体虚血（定型像）
絨毛は妊娠週数に比して小型のものが目立つ．絨毛間に多数の合胞体細胞結節が認められる．

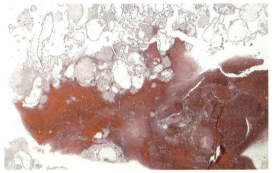

図3-15 絨毛間の血栓／血腫（低倍率）
絨毛間腔に，血腫／血栓形成が認められる．

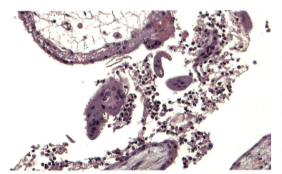

図3-16 絨毛間好中球浸潤
絨毛間腔に好中球を中心とする細胞浸潤が認められる．

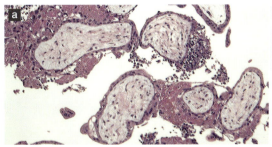

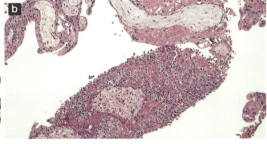

図3-17 絨毛間炎（原因不明）
絨毛間腔に組織球の集族が認められる．

の可能性が強い（図3-15）．

　絨毛間腔に炎症細胞がみられることがある．好中球を中心とする細胞浸潤あるいは膿瘍形成を認める場合には，通常，血行性感染症を考慮するが，初期流産では上行性感染症も考慮する．このような所見がある場合は，原因はAPSではないと考えられる．習慣流産を呈する原因不明の胎盤炎症として絨毛間腔炎（intervillositis）がある．絨毛間腔に組織球の集族が多発性にみられるもので，APSとの鑑別を要するため，このような所見がある場合はこれを明記する（図3-16，図3-17）．

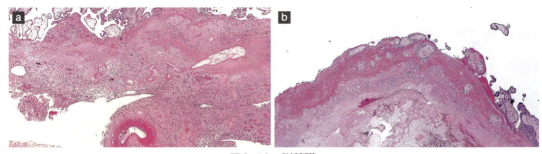

図3-18 脱落膜
ⓐ脱落膜側のフィブリン沈着が認められる．栄養血管壁肥厚があってもその意義は不明である．
ⓑ脱落膜側のフィブリン沈着と母体面梗塞 (maternal floor infarction) が認められる．

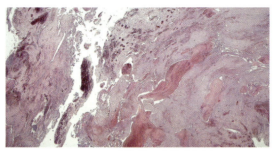

図3-19 脱落膜の血栓/血腫
脱落膜の裂隙内に多数の血栓/血腫が認められる．

● 脱落膜

　脱落膜での基本的チェック項目は，フィブリン沈着と血栓と炎症である．APSに特異的な所見はない．フィブリンは，脱落膜の絨毛間腔側のフィブリン沈着を観察する．絨毛を巻き込んで絨毛壊死がみられるときは，母体側梗塞として記載する．絨毛間フィブリンと併せて評価する必要があるが，絨毛が標本に含まれていない場合にはこの所見が重要である（**図3-18**）．

　脱落膜の血栓は，実際は，絨毛間腔の血栓を表現していると思われるが，実際に絨毛間腔に見える血栓がほとんど新鮮な凝固塊であるが，脱落でやや時期を経た血栓が観察されることも多い（**図3-19**）．

　妊娠初期流産において脱落膜内の栄養血管の内膜や中膜の肥厚が強い所見は記載する必要はあるが，APSによる血管障害とはいえない．

　APSにおける流産/胎盤病理所見として特異的なものはないが，臨床診断とあわせて他の原因疾患を除外して診断する必要がある．

（松岡健太郎，中山雅弘）

抗リン脂質抗体症候群合併妊娠の
診療ガイドライン　　　　　　　　© 2016

定価（本体 2,000 円＋税）

2016 年 8 月 1 日　1 版 1 刷
2017 年 4 月 25 日　　　2 刷

編　者　平成 27 年度日本医療研究開発機構
　　　　成育疾患克服等総合研究事業
　　　　「抗リン脂質抗体症候群合併妊娠の
　　　　治療及び予後に関する研究」研究班

発 行 者　株式会社　南　山　堂
　　　　　代表者　鈴　木　幹　太

〒113-0034　東京都文京区湯島 4 丁目 1-11
TEL　編集(03)5689-7850・営業(03)5689-7855
振替口座　00110-5-6338

ISBN 978-4-525-33181-8　　　　　　Printed in Japan

本書を無断で複写複製することは，著作者および出版社の権利の侵害となります．
JCOPY　＜(社)出版者著作権管理機構　委託出版物＞
本書の無断複写は著作権法上での例外を除き禁じられています．複写される場合は，
そのつど事前に，(社)出版者著作権管理機構(電話 03-3513-6969, FAX 03-3513-6979,
e-mail: info@jcopy.or.jp)の許諾を得てください．

スキャン，デジタルデータ化などの複製行為を無断で行うことは，著作権法上での
限られた例外（私的使用のための複製など）を除き禁じられています．業務目的での
複製行為は使用範囲が内部的であっても違法となり，また私的使用のためであっても
代行業者等の第三者に依頼して複製行為を行うことは違法となります．